FMD

饮食方式与健康管理

NIAS营养学国际研修项目组　编著

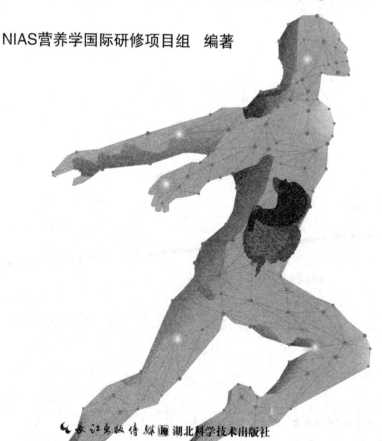

长江出版传媒 ⑩湖北科学技术出版社

图书在版编目（CIP）数据

FMD 饮食方式与健康管理 / NIAS 营养学国际研修项目组编著 . -- 武汉 : 湖北科学技术出版社 , 2021.11
ISBN 978-7-5706-1780-7

Ⅰ . ① F… Ⅱ . ① N… Ⅲ . ①饮食营养学 Ⅳ .
① R155.1

中国版本图书馆 CIP 数据核字（2022）第 013301 号

责任编辑：王小芳	封面设计：佟　玉
出版发行：湖北科学技术出版社有限公司	电话: 027-87679468
地　　址: 武汉市雄楚大街 268 号	邮编: 430070
（湖北出版文化城 B 座 13-14 层）	
网　　址: http:// www.hbstp.com.cn	
印　　刷:三河市嵩川印刷有限公司	邮编: 430070
880×1230　　　1/32　　6.25 印张	108 千字
2022 年 2 月第 1 版	2022 年 2 月第 1 次印刷
	定价: 68.00 元

编委会名单

主　编　胡晓燕

编　写　陈志恒　石海鹏　杨成栋　郭春雨

　　　　和　咏　李丹峰　谢力更

前 言
PREFACE

众所周知，健康管理的四大基石是合理饮食、适量运动、戒烟限酒、心理平衡。在谈到"治未病"和慢病管理时，谈论最多的也是饮食问题。过去10年，众多三甲医院纷纷建立了营养科，公共营养师的数量也早已过百万，健康管理师的必修课也把膳食结构、饮食方式放在了很重要的位置上。越来越多的健康管理公司聚焦在糖尿病等慢性非传染性疾病（以下简称慢病）的饮食管理上。代餐、保健品、功能性食品的种类和销售额也逐年攀升。可是，慢病的患病率依然保持着上升的趋势。

为什么在公众普遍健康意识增强、认知提高之后，慢病的管理与预防却不尽如人意呢？

我们的观点

一、改变饮食习惯非常困难

众所周知，慢病管理的核心是改变生活方式。其中改变饮食习惯是生活方式改变的基础，也是最常提到的部分。可是多数人忽略的一个问题是：既然是习惯，那改变起来是何其困难！想当然地认为在对其说服教育后，有高血压、糖尿病、心血管疾病的人，会开始认真地保证健康饮食，这是不重视人性和习惯力量的人的误解。其中说得最多的就是改变饮食习惯。可是改变习惯很困难。更不用说，多数患有慢性病并有特定食物渴求成瘾问题的人，或者因为压力、焦虑、抑郁而暴饮暴食、厌食的人，对他们来说，改变饮食习惯更是难上加难。

二、解决方案不够有效

经常听人说现在的人太浮躁了。可是细想，真的是因为浮躁吗？如果尝试一种新方法，要3个月才能看到效果，那有多少人会真的坚持到3个月？如果这种方法还要求改变其现在的习惯，那就更困难了。如果我现在压力很大，每天都疲惫不堪地应对各种不得不处理的事情，那改变饮食习惯或者生活方式对我来说就是不可能完成的任务。

说到这里，相信很多人的结论是：这是一个无法解决的问题。

但实际情况并非如此。

FMD 饮食进入中国

在中国，代谢类疾病的发生率逐年攀升。糖尿病患者高达1亿人，糖尿病前期约有2亿人，约有50%的成年人有代谢综合征。关于代谢类疾病的管理，专家达成共识，生活方式尤其是饮食是根本。但是具体该如何做？效果如何？恢复到何种程度？这些问题却很少有人能明确回答。原因很简单，饮食干预不同于药物，如果不精准，就难以标准化。如无法标准化，自然难以准确地给出预期。

FMD饮食作为一种科学有效、操作方便的饮食干预方式，因为其指导原则精准(不论是对热量的具体限制，还是针对三大营养素的比例都有明确的而不是模糊的定义)，因此容易标准化，因而易于进行大规模人群推广。FMD饮食对于中国来说，不仅急需，而且相对来说比较适合。为此，在2018年年底，营养国际研修(NIAS)工委就将FMD饮食正式引入中国，并完成了FMD饮食本土化的设计并付诸行动。

◆ 2018年12月12—25日：NIAS举办了首期DGB食疗师训练营，第一次介绍了FMD饮食。

◆ 2019年2月12—25日：NIAS举办了首期糖尿病全管理训练营，并首次进行了FMD饮食的内部落地测试。

◆ 2019年3月15—20日：NIAS举办了首期FMD线上体验营，开始进行FMD饮食的标准化流程设计与完善，其中包括FMD5天食谱。

◆ 2019年3月23日：FMD系列课程(共18门课程)正式上线。

◆ 2019年3月25日：NIAS公开课日推出《"逆转"糖尿病的FMD饮食》，目前学习人次已经达到5152人，通过微信群分享受益人数已经超过万人。

◆ 2019年5月：FMD北京线下体验营，完成FMD案例分析报告模板以及一对一干预流程的完善。

◆ 2019年7月：FMD-PCOS(多囊)线上体验营举办。22人按照要求完成了3轮FMD(每个月5天，连续3个月)。其中17人参加食疗前3个月没有一次自然月经并且怀孕困难(其他5人主要是肥胖，需要减重)。FMD后，17人中12人至少1次自然月经。12人中8人自然怀孕(其中4人已经生育)。

◆ 2020年：千人免费体验营(每月1次)，让更多已经掌握了FMD理论的人可以正确地实操，学以致用。

◆ 2020年：多项临床试验同步进行，部分已经发表。

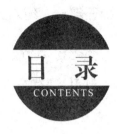

目　录
CONTENTS

第一部分　关于FMD饮食 　　　1

第一章　FMD饮食概述 3

第二章　禁　　食 14

第三章　自　　噬 31

第二部分　FMD饮食的临床应用 　　41

第四章　代谢综合征 43

第五章　糖　尿　病 55

第六章　高　血　压 78

第七章　心血管疾病 97

第八章　多囊卵巢综合征 116

第九章　炎症性肠病 131

第十章　自身免疫性疾病 141

第十一章　神经退行性疾病 148

第三部分　FMD饮食实操　**157**

第十二章　FMD饮食食谱设计 159

《FMD饮食方式与健康管理》特别鸣谢　**186**

PART 1

第一部分
关于 FMD 饮食

ABOUT FMD

第一章 FMD 饮食概述

一、FMD 饮食起源

FMD(fasting mimicking diet)是由3个英文单词"fasting(禁食)""mimicking(模拟)"和"diet(饮食)"的首字母缩写组成,中文名称为模拟禁食饮食。顾名思义,FMD饮食与禁食密切相关,能让人体获得禁食产生的种种益处,但是又不像禁食那样严格,需要很强的意志力和身体素质才能执行。通俗点说,FMD饮食就是吃了等于没吃。

FMD饮食的设计者隆戈博士(Dr.Valter Longo)是一位意大利裔美国生物学家和细胞生物学家、美国南加州大学戴维斯老龄科学学院教授兼长寿研究所主任,同时还是意大利米兰IFOM 分子肿瘤学研究所长寿和癌症项目组主任。隆戈博士的团队主要研究禁食在老化和疾病中的作用。他们在热量限制方面进行了大量研究,证实禁食可用于改善多种慢性疾病。然而,在进行临床试验时,他们发现,很多受试者都无法做到在试验期间坚持进行热量限制。

FMD饮食是一种低蛋白质、低碳水化合物、高脂肪的周期性禁食方案，与其他几种常见禁食方式一样有良好的安全性，具有改善相关慢性疾病等潜在的健康益处。

理论上，作为一种低热量的周期性禁食方式，FMD饮食应该有保持和改善健康的作用。隆戈博士团队的一系列动物研究和人体实验，也确实证实了这一点。

二、FMD 饮食特点

简单点说，FMD饮食具备3个特点：低热量、低蛋白质和循环饮食。

● 低热量

低热量研究在抗衰老领域里面非常热门。FMD饮食是需要将热量控制在正常摄入量的40%左右，并保持低碳（相对于常规饮食）、低蛋白质、高脂肪（橄榄等健康脂肪）的饮食。

FMD饮食一共5天，第1天作为过渡可摄入约1100 kcal的热量（约正常热量摄入的一半），其余4天的每天热量摄入不超过800 kcal。

● 低蛋白质

低蛋白质，即限制饮食结构中的蛋白质比例。FMD饮食的热量组成以脂肪为主（约占50%），碳水化合物和蛋白质的热量占比分别约为40%和10%，属于低蛋白质饮食。低蛋白质饮食对促进细胞自噬、身体清理，慢病管理以及细胞再生都有一定的作用。

● 循环饮食

FMD饮食以每月1次或每3~4个月1次的频率进行，每次要求持续5天(其他日子可以随意吃)，这能使身体有足够的时间发生禁食相关的适应性变化。经过FMD饮食3个循环之后，体重显著下降，体脂降低，腰围减少，IGF-1降低，舒张压和收缩压降低。另外，对血脂的改变也很显著：总胆固醇(TCHOL)和低密度胆固醇(LDL)降低，高密度胆固醇(HDL)升高。

三、临床研究

从2015年开始，隆戈博士团队就专注于FMD饮食的研究，并发表了多篇研究论文，现将部分研究文章列举如下，以供参考。

(一)代谢问题

2015年在《细胞代谢》(*Cell Metabolism*)发表的文章研究结果如下图1-1。

(1)小鼠试验表明FMD饮食可促进再进食后的干细胞数量增加和组织再生，减少内脏脂肪，降低癌症和炎症性疾病的发生率，改善免疫和认知功能。

(2)由38名受试者参与的人体试验显示，3个周期的FMD饮食显著改变了衰老、糖尿病、心血管疾病、癌症的相关生物标志物。

Cell Metab. Author manuscript; available in PMC 2016 Jul 7.

Published in final edited form as:

Cell Metab. 2015 Jul 7; 22(1): 86–99.

Published online 2015 Jun 18. doi: 10.1016/j.cmet.2015.05.012

PMCID: PMC4509734

NIHMSID: NIHMS705076

PMID: 26094889

A periodic diet that mimics fasting promotes multi-system regeneration, enhanced cognitive performance and healthspan

图1-1   《细胞代谢》杂志发表的文章信息

2016年在《细胞代谢》发表的动物研究结果如下：研究对象从16.5个月大开始，每2个月进行一次FMD饮食，导致包括肝脏、心脏和肾脏在内的各种器官的体积显著减小。然而，恢复正常进食后7天，其肝脏中Ki67+细胞数量增加，肝脏体积增加。此外，FMD饮食在不影响体重的情况下降低了内脏脂肪，延缓和减少了癌症和炎症的发病率，恢复了免疫系统，延缓或部分逆转了骨密度的降低。FMD饮食还能诱导海马的神经发生，并增强认知功能。

2017年在《细胞》(*Cell*) 发表的一项动物研究：FMD饮食可促进胰岛 β 细胞再生，在体外培养的1型糖尿病胰岛组织中发现了类似现象。

2018年在《营养代谢〈伦敦〉》[*Nutrition Metabolism (London)*]发表的动物研究结果如下：在2型糖尿病的遗传模型小鼠中进行了FMD饮食实验。每隔1周进行一次FMD饮食，持续8周。结果显示FMD饮食降低了小鼠的空腹血糖水平，显著提高了胰岛素敏感性，抑制了胰岛功能的退化，重建肠道菌群(图1-2)。

Nutr Metab (Lond). 2018; 15: 80.　　　　　　　　　　　　PMCID: PMC6245873
Published online 2018 Nov 20. doi: 10.1186/s12986-018-0318-3　　　PMID: 30479647

Intermittent administration of a fasting-mimicking diet intervenes in diabetes progression, restores β cells and reconstructs gut microbiota in mice

图 1-2　《营养代谢〈伦敦〉》发表文章信息

（二）神经系统疾病

多发性硬化症是一种自身免疫性神经疾病。2016年《细胞报告》(*Cell Reports*)发表的动物研究结果发现：EAE模型小鼠(模仿人的多发性硬化症老鼠模型)在3次FMD后，所有EAE小鼠的症状都有所改善，有效率为100%，其中20%的小鼠完全逆转，实验结果让人吃惊(图1-3)。

Cell Rep. Author manuscript; available in PMC 2016 Jun 9.　　　　PMCID: PMC4899145
Published in final edited form as:　　　　　　　　　　　　NIHMSID: NIHMS785151
　Cell Rep. 2016 Jun 7; 15(10): 2136–2146.　　　　　　　　　　PMID: 27239035
Published online 2016 May 26. doi: 10.1016/j.celrep.2016.05.009

Diet mimicking fasting promotes regeneration and reduces autoimmunity and multiple sclerosis symptoms

图 1-3　《细胞报告》杂志发表的文章信息

2021 年在《营养生化》(*Journal of Nutritional Biochemistry*)发表的动物实验研究再次证实在多发性硬化模型小鼠自身免疫性脑脊髓炎(EAE)中，FMD饮食实验组小鼠EAE严重程度、脊髓免疫细胞浸润和中枢神经系统脱髓鞘问题明显减轻。此外，FMD饮食还逆转了EAE介导的$CD4^+T$细胞增加，增强了脑源性神经营养因子(BDNF)和再髓鞘化标记物的表达。这说明FMD饮食可通过降低炎症反应和促进受损组织的恢复来改善EAE的相关症状，可作为EAE治疗的一个工具(图1-4)。

The Journal of Nutritional Biochemistry
Volume 87, January 2021, 108493

Research Article

Intermittent caloric restriction with a modified fasting-mimicking diet ameliorates autoimmunity and promotes recovery in a mouse model of multiple sclerosis

图1-4　《营养生化》杂志发表的文章信息

2019年在《神经治疗》(*Neurotherapeutics*)发表的一项动物研究发现FMD饮食有可能减少黑质多巴胺能神经元的丢失，增加脑源性神经营养因子(BDNF)的表达。此外，FMD饮食还减少了胶质细胞的数量和细胞炎症因子的释放。粪便微生物群的16S和18S rRNA测序显示，FMD饮食改变了肠道微生物群的组成。因此，FMD饮食有可能成为预防和治疗帕金森病的一种新方法(图1-5)。

Neurotherapeutics. 2019 Jul; 16(3): 741–760.　　　　　　　PMCID: PMC6694382
Published online 2019 Feb 27. doi: 10.1007/s13311-019-00719-2　　PMID: 30815845

Neuroprotection of Fasting Mimicking Diet on MPTP-Induced Parkinson's Disease Mice via Gut Microbiota and Metabolites

图1-5　《神经治疗》杂志发表的文章信息

(三)肠道问题

2017年,《细胞报告》发表的动物研究结果如下：FMD饮食可减轻肠道炎症,增加肠道干细胞数量,促进有保护性作用的肠道细菌增殖,从而部分逆转炎症性肠病小鼠的肠道病变。

2018年在《自然评论-癌症》(*Nature Review Cancer*)发表的一篇综述文章提出传统禁食虽然有助于增强化疗效果,但是对于多数肿瘤病人来说是难以执行的。而FMD饮食相对于其他禁食方式来说,更为安全,容易操作。因此提出将FMD饮食与化疗、免疫治疗或其他治疗相结合是一种潜在的有希望的癌症治疗策略,应该可以提高治疗效果,防止耐药性的产生,减少副作用(图1-6)。

2019年在《前沿营养》(*Advanced Nutrition*)发表的一篇综述文章探讨了FMD饮食在小鼠和人体临床试验中的应用及其对健康衰老生物标志物的影响(图1-7)。

Nat Rev Cancer. Author manuscript; available in PMC 2019 Dec 01.
Published in final edited form as:
Nat Rev Cancer. 2018 Nov; 18(11): 707–719.
doi: 10.1038/s41568-018-0061-0

PMCID: PMC6938162
NIHMSID: NIHMS1062587
PMID: 30327499

Fasting and cancer: molecular mechanisms and clinical application

图 1-6　《自然评论－癌症》杂志发表的文章信息

Adv Nutr. 2019 Nov: 10(Suppl 4): S340–S350.
Published online 2019 Nov 15. doi: 10.1093/advances/nmz079

PMCID: PMC6855936
PMID: 31728501

Protein Quantity and Source, Fasting-Mimicking Diets, and Longevity

图 1-7　《前沿营养》杂志发表的文章信息

2019年在《细胞报告》发表的研究结果如下：

（1）在葡聚糖硫酸钠（DSS）诱导的IBD小鼠模型中，FMD饮食可减轻肠道炎症，增加干细胞数量，刺激保护性肠道微生物群，逆转DSS引起的肠道病理改变，而清水禁食虽然也减少炎症标志物，但没有逆转病理学改变。

（2）人体试验中，FMD饮食可降低与全身炎症相关的标志物水平，表明FMD饮食有望改善人类IBD相关的炎症（图1-8）。

Cell Rep. Author manuscript; available in PMC 2019 May 21.

Published in final edited form as:

Cell Rep. 2019 Mar 5; 26(10): 2704–2719.e6.

doi: 10.1016/j.celrep.2019.02.019

PMCID: PMC6528490

NIHMSID: NIHMS1523259

PMID: 30840892

Fasting-Mimicking Diet Modulates Microbiota and Promotes Intestinal Regeneration to Reduce Inflammatory Bowel Disease Pathology

图 1-8　《细胞报告》杂志发表的文章信息

（四）抑郁症

2020年在《临床心理杂志》（*Journal of Clinical Psychology*）发表的人体试验结果如下：20名抑郁症患者分为两组，心理治疗+FMD饮食（实验组）和单纯心理治疗组（对照组）。两组的抑郁表现和生活质量都有改善，但实验组还同时降低了抑郁症患者的体重指数（图1-9）。

（五）减重

2021年在《随机对照试验》（*Randomized Controlled Trial*）发表的人体试验结果如下：60名18～55岁肥胖妇女分为两组，实

JOURNAL OF
Clinical Psychology

INTERVENTION RESEARCH

Efficacy of a fasting-mimicking diet in functional therapy for depression: A randomised controlled pilot trial

Giuseppe Maniaci ✉, Caterina La Cascia, Alessandra Giammanco, Laura Ferraro, Roberta Chianetta, Roberta Di Peri, Zaira Sardella, Roberto Citarrella, Yuri Mannella, Stefania Larcan ... See all authors ⌄

First published: 11 May 2020 | https://doi.org/10.1002/jclp.22971

图 1-9　《临床心理杂志》发表的文章信息

验时间为2个月，一组接受为期5天的FMD饮食(低能量、糖和蛋白质，但高不饱和脂肪)；一组接受2个月的低热量CER(平均每日能量不足500 kcal)。结果显示：FMD饮食与CER治疗后体重下降无显著性差异，但是FMD饮食在降低胰岛素抵抗、调节食欲、调节激素以及保持肌肉质量和BMR方面更有效，而且CER组的基础代谢率明显下降(长期来说有负面影响)(图1-10)。

Randomized Controlled Trial　＞ Obes Surg. 2021 May;31(5):2030-2039.
doi: 10.1007/s11695-020-05202-y. Epub 2021 Jan 9.

Effect of Fasting-Mimicking Diet or Continuous Energy Restriction on Weight Loss, Body Composition, and Appetite-Regulating Hormones Among Metabolically Healthy Women with Obesity: a Randomized Controlled, Parallel Trial

图 1-10　《随机对照试验》发表的文章信息

四、FMD 饮食特色与优势

对于饮食干预,多数人还停留在均衡饮食的阶段。但事实上,对于身体处于健康状态的人来说,均衡饮食很适合,可是对于已经处于疾病状态或者身体已经出现严重失衡的人来说,均衡饮食无法让平衡恢复,而一些特殊的饮食方式如生酮饮食、SCD饮食却可以快速帮助身体修复,甚至痊愈。这些特殊的饮食方式经过了临床验证,而且各有其优势,可以根据使用者的具体需求进行选择。例如,对于难治性癫痫,生酮饮食毫无疑问应该作为首选饮食干预方法,而对于炎症性肠病,SCD饮食则是最佳选择。

从上面介绍的FMD饮食原理以及临床研究可以看出,FMD饮食对于代谢类疾病可以说是相对理想的饮食干预方案。特点与优势列举如下:

◆ 效果较明显:效果评估可以使用常用的生化指标,如空腹血糖、空腹胰岛素、HDL、LDL、C-反应蛋白等。

◆ 见效较快:有的饮食方法(如多吃高纤维食物)对于改善代谢问题也有帮助,但是FMD饮食与这些方法相比更高效(5天为一个周期,FMD饮食前后的生化指标与症状改善可以说明这一点)。

◆ 操作简单:生酮饮食也可有效改善人体的代谢,但是生酮饮食与传统的饮食习惯相差实在太大,对于大部分人来说操作比较困难，而FMD饮食不仅时间短，而且根据本书中食谱操作的话，食材与口味都与多数人的饮食习惯相符，因此更容易执行。

◆ 精准、容易标准化：近些年关于低碳水饮食在代谢类疾病管理上的研究比较多，但是低碳水饮食最大的问题是模糊，模糊不明确的直接后果就是无法标准化。

◆ 安全，适用面广：与生酮饮食、SCD饮食等饮食干预方法相比，FMD饮食在调理身体的过程中不会对身体造成太大的挑战，因此安全性较高，对使用该饮食方式的人群要求较低。

FMD饮食比一般的禁食更安全、高效，也更精准。操作起来比较方便，1个月只需要连续5天，按照FMD饮食食谱执行即可。而且FMD饮食不会像传统禁食一样难以执行，对客户的身体也没有比较高的要求，因此在获得禁食益处的同时，也更容易执行。

第二章 禁 食

FMD饮食是模拟禁食饮食法,因此通过禁食的原理、益处和应用,有助于更好地了解FMD饮食的原理与优势。

一、禁食的历史

不论在东方还是西方,禁食都已有几千年的历史。像古老的东方,经常会有修炼者,隔三岔五地禁食几天。那时候往往是清水禁食,不像现在有很多种选择,比如蔬果汁禁食、轻断食等。

对人类来说,禁食是通过在12小时到3周的时间内不摄入或少量摄入食物和高热量饮料来实现的。

如今提到的禁食概念已经与过去大不相同,种类也很多。不同的禁食类型对身体造成的影响有所不同,其适用人群、结果都会有差异,因此建议在讨论或者考虑选择禁食来提升健康或者管理慢性疾病时,先了解不同的禁食类型之间的差异,然后根据情况选择适合的禁食类型。

二、禁食形式

(一)清水禁食

清水禁食是特别极端的一种禁食方法,也是最为传统的一种禁食方式。2014年相关研究表明:清水禁食3天就可打开体内的细胞再生开关,使免疫系统再生。如果您现在的健康状态良好,没有吃药也没有特别虚弱,不妨试一下清水禁食。

(二)间歇性禁食法

间歇性禁食(intermittent fasting)是在特定的时间段或者按照特定的规律禁食。

◆ 限时禁食法

限时禁食(time-restricted eating):是指在12~16个小时之内不吃任何食物。例如,比较流行的16/8小时禁食法,就是禁食16小时,饮食窗口期为8小时。

◆ 隔日禁食法

隔日禁食法(alternate day fasting):是指每隔一天控制一下摄入的总热量。例如,正常饮食时摄入的总热量是2000 kcal/d,则间隔一天总热量降为正常饮食时总热量的25%,即500 kcal/d。结合自己的喜好和具体情况来设计食谱即可。

◆ 5∶2轻断食

具体来说,5∶2轻断食是在1周内安排2天限制热量(只吃平时1/4的热量,即500~600 kcal)。5∶2轻断食法,最好不要连着两天少吃(这比较考验意志力),将两天分开可能更容易长期坚持。

不同于长期少吃(持续性热量限制)和限时进食,5∶2轻断食不需要每天都严格控制吃饭的量和时间,因而对一些人来说可能更容易长期坚持。这种禁食方法非常适合上班族,5天正常饮食该吃什么就吃什么,周末2天在家休息,活动要减少,让自己安安静静地进入自噬修复模式。

(三)战士饮食法

战士饮食法(the warrior diet)是采用白天吃水果和蔬菜,晚上吃大餐的方法,在美国受到一部分人的欢迎。晚上的确是最放松的时间,也有充足时间准备食物。但从生理学角度或者营养学角度来看,并不科学。

(四)FMD饮食

FMD饮食是一种低热量、低蛋白的循环饮食。FMD饮食以每月1次或每3~4个月1次的频率进行,每次要求持续5天(其他日子可以随意吃)。其中第1天作为过渡可摄入约1100 kcal的热量(约正常热量摄入的一半),其余4天,每天热量摄入不超过800 kcal。

与其他几种常见禁食方式相比,FMD饮食的禁食天数较少,禁食期的间隔时间较长,因而在时间安排方面比较灵活。另外,FMD饮食在禁食日的热量限制要求,也比其他周期性禁食法更低。这些特点可能令一些人更容易长期坚持FMD饮食。

(五)周期性禁食

顾名思义,这种禁食模式是指周期循环式的完全或部分禁食,比如"隔日禁食"和流行的"5∶2轻断食"。其实几乎所有间歇性禁食都属于周期性禁食。例如限时进食也是一种周期性禁食,只不过它的循环周期是 24 小时,而隔日禁食和5∶2轻断食则分别以2天和7天作为循环周期。FMD饮食则是5天作为一个周期,每个月执行一次。

三、禁食相关研究

近些年的研究对于理解禁食的作用机理提供了更为科学的依据。研究发现禁食会诱导酮体生成,促进代谢途径和细胞过程的有效变化,如抗应激、脂解和自噬等。在某些情况下,禁食的临床效果可以与药物相媲美,如抑制癫痫发作和与癫痫发作相关的脑损伤以及改善类风湿性关节炎(Bruce Keller等,1999;Hartman等,2012;Muller等,2001)。动物试验和人体研究表明,不同形式的禁食有助于减重、延缓衰老和优化健康状况。建议阅读2014年隆戈博士在《细胞代谢》杂志上发表的"Fasting: molecular mechanisms and clinical applications"一文。在隆戈博士的这篇文章中,他不仅回顾了不同形式的禁食,而且揭示了禁食触发适应性细胞应激反应,从而增强应对更严重应激和对抗疾病过程的能力。此外,通过保护细胞免受DNA损伤、抑制细胞生长和促进受损细胞凋亡,禁食可以延缓和(或)阻止癌症的形成和生长。在低等真核生物中，长期禁食可通过重新编程代谢途径和抗逆性途径来延长寿命。在啮齿动物中，间歇性或定期禁食可预防糖尿病、癌症、心脏病和神经变性疾病，改善心肌梗死、糖尿病、脑卒中AD和PD等疾病相关症状与指标。动物研究已经证明，禁食可以增强胰岛素敏感性，降低血压、体脂、胰岛素样生长因子-I、胰岛素、葡萄糖、致动脉粥样硬化脂质和炎症水平。

而人体实验显示定期禁食有助于维持最佳健康状态并有效降低罹患多种慢性病的风险，特别是对于那些超重和久坐的人来说定期禁食非常有帮助。禁食还有助于降低肥胖症、高血压、哮喘和类风湿关节炎的发病率。

在许多诊所，病人为了控制体重、预防和治疗疾病，会在医生监测下进行清水禁食或极低热量(低于200 kcal/d)禁食，治疗时间通常持续1周或更长时间。

如果没有医生指导，自行选择禁食方式的话，强烈建议了解清楚禁食的原理，自身的健康状况，确定适合自己的禁食形式后再实施。因此，科学禁食是关键。不同禁食形式对健康和寿命的影响，包括有效性、作用机制、安全性也有所不同。

在阅读下面的研究文章时请注意具体是哪一种禁食形式。

2017年，湖南师范大学李国林博士研究组与美国国立卫生研究院癌症研究所合作完成的研究论文在《细胞代谢》(Cell

Metabolism)杂志上发表(图2-1)。研究发现间歇性禁食可以有效抑制肥胖和改善代谢综合征,甚至可以延长实验动物的寿命。间歇性禁食是一种促进储存能量的白色脂肪转变为消耗能量的棕色或米色脂肪(简称"白色脂肪棕化"或"白色脂肪米色化")的新方法,研究组已证明该方法可以显著改善肥胖、脂肪肝、胰岛素抵抗等代谢综合征。研究显示,间歇性禁食诱导这一系列功能改变的机制是通过调节肠道菌群的组成,进而促进特定肠道微生物代谢产物的分泌。

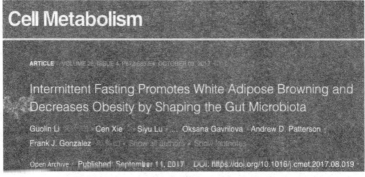

图2-1　《细胞代谢》杂志发表的文章信息

2019年,发表在《细胞代谢》(*Cell Metabolism*)上的关于禁食的同类研究中规模最大的研究文章指出:隔日禁食(ADF)对中年人的健康影响超出预期(图2-2)。除了体重减轻以外,还可改善心血管标志物,减少腹部脂肪,增加与降血压有关的β-羟基丁酸等。

Cell Metabolism

CellPress

Available online 27 August 2019

In Press, Corrected Proof ⑦

Clinical and Translational Report

Alternate Day Fasting Improves Physiological and Molecular Markers of Aging in Healthy, Non-obese Humans

Slaven Stekovic [1, 23], Sebastian J. Hofer [1, 2, 23], Norbert Tripolt [3, 23], Miguel A. Aon [4, 5], Philipp Royer [1], Lukas Pein [1, 3], Julia T. Stadler [1, 6], Tobias Pendl [1], Barbara Prietl [3, 7], Jasmin Url [3, 7], Sabrina Schroeder [1, 2], Jelena Tadic [1], Tobias Eisenberg [1, 2, 8], Christoph Magnes [9], Michael Stumpe [10], Elmar Zuegner [9], Natalie Bordag [9], Regina Riedl [11] ... Frank Madeo [1, 2, 24, 25] ⊠ 📧

⊞ Show more

https://doi.org/10.1016/j.cmet.2019.07.016

Get rights and content

图 2-2 《细胞代谢》杂志发表的文章信息

2020年《美国医学杂志》发表的综述文章(Am J Med，2020 Aug；133(8):901-907)指出：间歇性禁食(隔日禁食和限时禁食)可以通过改善体重，控制高血压、血脂异常和糖尿病来降低心血管疾病的风险(图2-3)。

Am J Med. Author manuscript; available in PMC 2020 Aug 10.
Published in final edited form as:
Am J Med. 2020 Aug; 133(8): 901-907.
Published online 2020 Apr 21. doi: 10.1016/j.amjmed.2020.03.030

PMCID: PMC7415631
NIHMSID: NIHMS1594846
PMID: 32330491

Intermittent Fasting: A Heart Healthy Dietary Pattern?

图 2-3 《美国医学杂志》发表的文章信息

2019年来自美国约翰·霍普金斯大学医学院的神经科学家马克·马特森(Mark Mattson)教授发表在《新英格兰医学期刊》(*NEJM*)的研究证实：间歇性禁食确实有效，并且可以成为健康生活方式的一部分。马特森教授早在25年前就开始了间歇性禁食对健康影响的研究，他的新研究旨在阐明间歇性禁食的科学原理以及临床应用，从而帮助医生指导想要尝试间歇性禁食的患者。间歇性禁食通常分为两种：一种是每日限时进食，即将进食时间段缩窄至6～8小时；另一种是所谓的"5∶2间歇性禁食"，即每周7天中有两天仅吃一顿中等量的餐食。一系列动物研究和人类研究表明，禁食与进食之间的交替有助于保持代谢灵活性，在利用碳水化合物和脂肪供能之间进行转换。因为现在大多数人每天都吃3顿饭再加额外的零食，所以没有机会体验这种代谢转换，也就不可能体会到代谢转换的益处。

马特森教授认为，我们正处于一个转折点，可能很快就会考虑在医学院课程中加入有关间歇性禁食的信息，以及关于健康饮食和锻炼的标准建议。

文章中的部分结论列举如下。

● 隔日禁食、每日限时进食、5∶2间歇性禁食是3种常见的间歇性禁食法，长期坚持可对身体机能、健康和延缓衰老有多重益处。

● 间歇性禁食可引起细胞和组织器官在进食和禁食期间的代谢转换(能源物质在葡萄糖和脂肪酸/酮体间转换)，这种适应性变化可改善血糖调控，增强抗压性，抑制炎症。

● 临床前和临床研究证实，间歇性禁食可抵抗/改善肥胖、糖尿病、心血管疾病、癌症、神经退行性疾病等多种疾病。

● 英国南曼彻斯特大学NHS信托基金会对100名超重女

性进行的两项研究表明,以5∶2的间歇性禁食方式进行减肥的女性与限制热量摄入的女性减掉的体重相同,但在改善胰岛素敏感性和减少腹部脂肪方面,间歇性禁食比减少热量摄入的效果更好。

四、作用机制

对于野外生存的动物而言,因找不到食物而饿肚子是很常见的事。对于人类而言,不用忍饥挨饿也只是近几十年的事。我们的基因中仍保留着对挨饿的适应性,反倒是对"总能吃饱+垃圾食品+运动不足"的现代生活方式适应不良。当饥饿超过一定时间后,身体会进入节能模式(降低代谢率),废物再利用和自我修复增强(增强细胞自噬),代谢类型改变(从储存脂肪变为燃烧脂肪),"燃料"类型改变(从葡萄糖变为脂肪酸和酮体),激素水平和免疫状态改变。这一系列的变化可以增强细胞保护作用,并激活多个长寿相关信号通路。

正因为我们的基因中包含这样一套完整的适应性机制,适当禁食才会对身体健康有多重好处。

◆ **启动人体自噬作用**

只要有呼吸和吃东西,人体就会不断地产生垃圾。随着现代人生活方式的改变,我们吃越来越多的加工食品,同时吃进去的毒素也越来越多。除此之外,来自环境中的毒素(如农药、杀虫剂、重金属、环境内分泌干扰物等)也会通过各种方式进入人体,成为身体的压力源。这些会直接或者间接地导致线粒体受损和细胞受损,让细胞处于"病快快"半死不活的状态,让人体处于亚健康甚至疾病的状态。如果想要逆转这种情况,必须把细胞代谢产生的"垃圾",各种毒素以及受损的细胞器甚至细胞尽快清理出去。自噬作用就是人体用来清理"垃圾"的一个重要机制。如果自噬过程出现问题或者功能出现障碍,则会导致"垃圾"没有及时被清理出去,炎症、各种慢性疾病也会随之发生。

多数现代人的自噬作用处于被抑制状态,无法及时有效地清理"垃圾",慢病高发。而禁食可以激活人体的自噬作用,帮助身体修复。

◆ 酮体供能效率高

在禁食期间,肝糖原被人体慢慢消耗之后,人体会启动燃脂并使用酮体来为身体供能。酮体供能不仅效率高,而且代谢过程中不会产生垃圾,因此是更为理想的燃料。

◆ 降低炎症水平

慢性疾病包括肥胖在内都跟炎症有关。

禁食会让人体处于营养性酮体状态。酮体中有一种很重要的物质——β-羟基丁酸,它会降低NOD(核苷酸寡聚化结构域)样受体家族3炎症小体(NLRP3)的水平。

当NLRP3水平降低的时候,罹患自身免疫性疾病、2型糖尿病、老年痴呆以及心脏病的风险会降低。而降低身体炎症，也是炎症干预的重要环节。

◆ **降低癌症风险**

有研究发现，禁食可以降低癌症风险。这是因为禁食可以促进身体自噬作用，减少氧化损伤，以及减缓或者阻止肿瘤的生长。

在化疗前禁食不仅可降低化疗对非癌细胞的伤害，减少化疗副作用，而且还能增强癌细胞对化疗的敏感性，提升化疗效果。

◆ **增加HGH**

禁食可以增加人类生长激素（HGH）。HGH随着禁食时间的延长而升高。男性比女性更敏感：同样禁食24小时，男性HGH会高出20倍，女性会高出13倍。HGH水平高，有效促进细胞愈合，刺激脂肪燃烧，促进骨骼发育，调节免疫系统，减少炎症反应。

禁食还有助于修复肠道，改变生物节律，提高睡眠质量等。

2020年在美国医学杂志发表的一篇综述研究文章中列举了间歇性饮食在降低心血管疾病风险方面的相关研究，如图2-4所示。

五、实施与常见问题

（一）实施步骤

◆ **评估自己，选择适合自己的**

在选择一个禁食方法之前，首先要评估自己的身体状况、工作压力和时间安排情况。在禁食的时候，最忌讳的就是边禁食边焦虑不安。如果跟自己的工作性质或者时间安排有一定程度的冲突，就不建议做禁食。

◆　**设定具体目标**

评估并选择一种适合自己的禁食方式之后，首先要明确自己的目标是什么——是让大脑更清醒点，还是减重？是让血糖平稳，还是缓解身体各种慢性疼痛，抑或是解决身体炎症？目标越明确，实现目标的可能性就越大。

◆　**做好准备工作**

不论采用哪一种禁食方式，都要做好准备后再开始。比如做清水禁食相对简单些，饮水量充足就可以了，不需要额外的食物。如果采用5∶2禁食法，就得考虑吃什么、吃多少，因为这两天不是凑合和将就，完全可以体验一些健康的美味，提升体验感。

因此，食谱、食材和其他工具都需要做好安排。另外，工作等事务也要统一安排好，让自己可以安心地来体验禁食带来的身心改变。

（二）注意事项

在禁食期间，身体会发出各种各样信号，这时候要倾听身体的声音。学会正确地解读身体信号，会大大加强禁食的效果。如果忽略信号的存在，即使身体指标有改善，我们也不会真正地意识到禁食对身体带来的价值和意义。

Effects of Intermittent Fasting on Cardiovascular Risk Factors

Study Title	Duration (weeks)	Subjects	Intervention	Results
Obesity				
Ashr (2003)	12	n=51, M only Mean age 54yo Overweight DM2	ADF	Mean weight loss of 6.4±4.6kg / Reduction in waist circumference 8.1±4.6cm / Loss of body fat 1.9±1.5%
Harvie (2011)	24	n=107, F only Mean age 40yo overweight and obese premenopausal	2 day a week fast (75% caloric restriction)	Lost 6.4 kg (CI 4.8 to 7.8)
Heilbronn (2005)	3	n=16, M % F Male mean age 34yo; Female Mean age 30yo nonobese	ADF	Decrease in body fat 2.5±0.5% of initial body weight 4+1% of their fat mass (p<0.001)
Hoddy (2014)	8	n=74, M and F Mean age 45yo obese	ADF for either lunch, dinner or small meals	ADF-lunch 3.5±0.4 kg / ADF-dinner for 4.1 ± 0.5 kg / ADF-small meals 4.0 ± 0.5 kg
Wilkinson (2019)	12	n=19, M and F age 59yo Metabolic Syndrome	10-hour fast	Weight reduction 3.3±3.2kg BMI reduction 1.1±0.97kg/m2 Waist Circumference 4.5±6.7cm
Hypertension				
Eshghinia (2013)	6	n=15, F only Mean age 34 Overweight and obese	3 days a week fast (75% caloric restriction)	SBP ↓ 115+9mmHg to 105+10mmHg / DBP ≥1 83+11mmHg to 75+11mmHg
Nematy (2012)	4	n=82, M and F Mean age 54yo ≥1 Cardiovascular Risk Factor	Ramadan	SBP ↓ 133+6mmHg to 130+7mmHg / NS DBP
Sutton (2018)	5	n=8, M only Mean age 56yo Prediabetic	18-hour daily fasts	SBP ↓ 11 ± 4mmHg / DBP ↓ 10 ± 4mmHg
Wilkinson (2019)	12	n=19, M and F Mean age 59yo Metabolic Syndrome	10-hour fast	SBP ↓ 5±10mmHg / DBP ↓ 7±8 mmHg
Dyslipidemia				
Bhutani (2013)	12	n=83, M and F Mean age 42yo obese	ADF (75% caloric reduction) / ADF combined with exercise	LDL ↓ 12±5% / NS TG / HDL ↑ 18±9%
Nematy (2012)	4	n=82, M and F Mean age 54yo ≥1 Cardiovascular Risk Factor	Ramadan	LDL ↓ 13 (110±46 to 97±35) / TG ↓ 41 (225±129 to 183±112) / HDL ↓ 4 (43±9 to 48±8)
Varady (2011)	12	n=60, M and F Mean age 47yo overweight and obese	ADF (75% caloric reduction)	LDL ↓ 10±4% / TG ↓ 17±5% / HDL ↑ 16±5%
Diabetes Mellitus				
Bhutani (2013)	12	n=83, M and F Mean age 42yo obese	ADF (75% caloric reduction) / ADF combined with exercise	NS fasting glucose / NS insulin
Catenacci (2016)	8	n=14, M and F Mean age 40yo obese	ADF (100% caloric reduction)	Fasting glucose ↓6.0±2mg/dL / NS insulin
Klempel (2012)	8	n=54, F only Mean age 48yo Prediabetic, obese	Total Fast 24-hour then 6 days of 70% liquid intake / Total Fast 24-hour then 6 day of 70% food intake	Insulin ↓ 3.0±3.0uIU/ml / Glucose ↓ 4.0±3.0mg/dL
Sutton (2018)	5	n=8, M only Mean age 56yo Prediabetic	18-hour daily fasts	Fasting insulin ↓3.4±1.6mU/L / Insulinogenic Index ↑14±7U/mg

Open in a separate window

ADF=Alternative Day Fast, DM 2=Diabetes Mellitus type II, DBP=Diastolic Blood Pressure, HDL=High Density Lipoprotein, F=Female, LDL=Low Density Lipoprotein, M=Male, NS=Net Significant, SBP=Systolic Blood Pressure, TG=Triglyceride

图2-4 《美国医学杂志》发表的文章信息

　　禁食的益处显而易见，不同禁食形式的适用人群和效果也有所不同。对于多数人来说，隔日禁食和 5∶2 轻断食都是安全性较好的禁食方法。不仅有助于保持正常体重和改善代谢健康，也比较容易执行。但任何事情都是过犹不及，过长时间的完全禁食反而有害健康。在积极尝试的同时，密切留意自己的身体信号，随时调整的同时尽量长期坚持。

对于隔日禁食法,可以先从隔日轻断食开始,循序渐进。对于 5：2 轻断食法,最好不要连着两天少吃(这比较考验意志力),将两天分开可能更容易长期坚持。

非禁食期间的食物选择也很有讲究。尽量吃饱腹感强的食物,例如富含膳食纤维以及优质的蛋白质和脂肪的食物,包括蔬菜水果、粗粮、坚果、蛋奶和禽肉、鱼肉等,避免吃升糖指数太高的食物(这些食物可能反而让人吃完后觉得更饿)。另外,正常吃东西的日子不要暴饮暴食,或者狂吃垃圾食品,否则就与健康饮食的理念背道而驰了。

对于糖尿病患者来说,若要进行周期性禁食,应先咨询医生,根据血糖情况及时调整用药,以避免禁食期间发生低血糖。此外,禁食或轻断食期间不适合进行高强度的运动和劳作,相关职业者需谨慎尝试。

(三)清水禁食

清水禁食是比较极端的一种禁食方式,建议在医生指导下进行。不建议身体有多种慢性疾病或者身体比较虚弱的人采用这种禁食形式。如果身体状况良好,想要尝试的话,一定做好充足的准备。

◆ 循序渐进

如果从来没做过任何禁食的话,一定要循序渐进。有的人在真正清水禁食之前,要准备3周。

与其他禁食形式相比,清水禁食的风险高,操作难度大,因此强烈建议在做清水禁食之前,确定自己为什么要做? 是为了寻求突破自我的刺激感,还是想改变健康状况?

如果只是想改善代谢综合征的一些症状,没必要这么费劲。做一个连续5天的FMD饮食,完全可以达到很好的效果。

对于身体很不错的人来说,想要更上一层楼,或者心智更清明,再加上身体能接受清水禁食,可以在安全的前提下尝试。

◆ **禁食期间注意事项**

清水禁食期间饮水量控制在2 L左右,水要干净安全。避免任何的环境毒素进入身体,如含氟的牙膏、石油化学衍生品、洗浴用品等。保证充足的休息,让自己的心静下来。

禁食期间,第2～3天是最难熬的,身体可能会出现一些调理反应,比如出现因为电解质紊乱引发的头痛、恶心、低烧等不舒服的症状。在喝水的时候加一点海盐,可以有效预防和缓解不适症状。有的人会出现皮肤瘙痒,可以通过泻盐浴缓解。从第4天开始,身体感觉开始越来越好,脑子也比较清明。

◆ **复食综合征**

做完清水禁食之后的复食阶段,会打破禁食状态(break the fast),进入复食阶段。

在复食阶段一定要循序渐进,给自己3天时间,多喝一些汤汤水水。但是像生的蔬菜、鱼肉蛋等暂时先不要着急吃,为的是让身体慢慢适应它们。

总热量可以从 500 kcal，慢慢增加到 800 kcal，然后到 1000 kcal，一点点增加。如果热量增加得太快，很可能出现复食综合征(refeeding syndrome)。

◆ **不适合人群**

不论清水禁食效果有多好，只适合一小部分人。不要过犹不及，一定要结合自身实际情况，选择一种适合自己的禁食方式。

(1)清水禁食不适合没有禁食过的人。

(2)有各种慢性疾病的人。

(3)在吃药的人更不要考虑，清水禁食对身体的挑战和改变非常大，很难预测药物是否减量或者停药。

(4)小孩子也不适合做清水禁食，7天清水禁食时间太长，对孩子的生长发育和内分泌环境是否有影响不好具体判定。

(四)FMD饮食的优势

FMD饮食是隆戈博士在从事多年禁食研究之后创立的。与传统清水饮食相比，FMD饮食更安全、有效、易执行、适用人群广。而与间歇性禁食相比，FMD饮食具备以下优势：

● FMD饮食见效更快：间歇性禁食需要至少4周的时间，一般建议执行2～3个月。FMD饮食只需要5天。

● FMD饮食更为科学清晰：在FMD饮食期间，每一天身体进入的具体状态(如酮体生成或者自噬启动等)很清楚，原理也清晰明了。

● **FMD饮食更精准**: 间歇性禁食如ADF(隔天禁食法)或者5∶2轻断食在实际操作时, 因为对于实施细节没有要求, 因此每个人在执行时实际的热量摄入与三大营养素的供能比例自然会有所不同, 结果往往不够精准。FMD饮食规定了每1天的热量摄入以及三大营养素的供能比例, 因此执行起来更容易保持一致, 结果也更为精准。

● **FMD饮食更易执行**: 虽然间歇性禁食法听起来也不困难, 例如ADF(隔天禁食法), 但如果需要坚持2个月的话, 那就有一定困难了。执行者或许会忘记, 或许会因为周围环境或者身体状况而无法继续执行, 导致不了了之。而FMD饮食只需要5天, 相对来说要容易执行得多。

● **FMD饮食更易标准化**: 如果要推广一种有效的饮食干预方法或者禁食方法, 那需要具备一些专业化推广的条件。例如是否能制作成代餐, 让想要实施的人不必自己费脑筋配餐做饭; 是否能保证足够精准, 从而可预测使用后的效果等。考虑到代餐制作的费用, 在保证结果的前提下, 需要代餐的时间当然是越短越好, 例如, 5天的FMD饮食代餐肯定比1个月的ADF(如果是执行2个月ADF的话, 其中1个月要采用低热量限制饮食)代餐要成本低。而且代餐的效果如果能得到临床验证的话, 那就更有说服力了, 在临床推广时更具备优势。

第三章　自　　噬

要真正理解FMD饮食的作用机制，必须了解自噬作用（autoph-agocytosis）的重要性以及FMD饮食与自噬作用的关系。

自噬是促进细胞新陈代谢和细胞器更新的一个重要过程，它有助于细胞成分和受损的细胞器（包括线粒体）的周转，以及对营养限制的反应。自噬缺陷会导致线粒体功能障碍、胰岛素抵抗和脂质积聚，增加很多慢性疾病的风险。相反，增强自噬可促进新陈代谢并延长寿命。FMD饮食有可能会增强人体自噬作用，这也许就是FMD饮食能在5天内改善胰岛素敏感性，改善很多慢性疾病症状与指标的一个重要原因。

一、历史

自噬（autophagy）这个词来源于希腊词语auto（自我）以及Phagein（吃）。通俗点说，自噬表示"将自己吃掉"。专业的说法为自噬是依赖溶酶体途径对胞质蛋白和细胞器进行降解的一种过程。自噬在进化上具有高度保守性，广泛存在于从酵母、线虫、果蝇到高等脊椎动物的细胞中。

1963年，比利时科学家克里斯蒂安·德·迪夫（Christian de Duve，1974年的诺贝尔医学奖得主）发明了"自噬"一词。当时研究人员发现细胞能够将自身成分用膜包起来，形成袋状囊泡并运送到溶酶体降解掉。

20世纪50年代，科学家观察到一种新型的细胞器，它含有可消化蛋白质的酶、碳水化合物以及脂质。这种细胞器后来被称为"溶酶体"，是细胞内生化成分降解的"工厂"。迪夫因发现溶酶体获得1974年诺贝尔生理学或医学奖。

在20世纪60年代，科学家陆陆续续在溶酶体内发现许多细胞成分，甚至是细胞器。因此可以推断，细胞内拥有一种机制可以将大量的细胞内容物运输进溶酶体。生化检验和显微镜下观察的结果也逐渐揭示了一种可将细胞内容物运输到溶酶体的囊泡。迪夫将这个过程称为"自噬"，意为"自食"。这些囊泡则称为自噬体。

1992年大隅良典教授发现，在缺乏营养的情况下，酵母细胞出现了大量的自噬现象，这也是人类首次在酵母中看到自噬现象。大隅良典教授决定进行突变株的筛选，他筛选了上千个酵母的突变株，并在1993年找到了一批和自噬有关的酵母突变体，鉴定了15个和自噬有关的基因。4年后，大隅良典教授的团队成功克隆出了ATG1基因(autophagy related gene)。之后，又有30多个ATG基因被人类找到，和自噬有关的信号通路才得以被阐明。大隅良典的研究集中在囊泡内蛋白质的降解。这种囊泡与人类细胞的溶酶体相类似。相比人类的细胞，酵母细胞更容易研究，因此常被用作研究人类细胞的模型。特别是在鉴定参与复杂细胞通路的基因上，酵母细胞尤其有用。但是大隅良典面临一个巨大的挑战：由于酵母细胞非常小，它们内部的结构在显微镜下很难被识别。因此并不能确定酵母内是否自噬。大隅良典认为如果他打断这个过程，自噬小体应在囊泡内累积并在显微镜下可见。他在突变的酵母菌株中找到了充满没有被降解的自噬小体的囊泡，结果十分惊人。大隅良典教授也因此被授予2016年诺贝尔生理学或医学奖。

　　自噬研究领域在21世纪初经历了高速发展。对ATG基因的研究为科学家们分析自噬在人类健康和疾病中的作用提供了更方便的工具。1999年，贝丝·莱文(Beth Levine)的研究小组发表了一项将自噬与癌症联系起来的里程碑式发现。迄今为止，癌症和自噬之间的关系仍然是自噬研究的热门领域。自噬在神经退行性病变和免疫防御中的作用也受到了广泛关注。2003年，第一届关于自噬的戈丹(Gordon)研究会议在沃特维尔(Waterville)召开。

二、自噬的生理功能

（一）营养缺乏

自噬在多种细胞功能中发挥作用。自噬在进化上最基本的功能是适应代谢需求。例如，在饥饿和参与有氧运动时，自噬上调，从而降解大分子，产生合成或供能所需的营养素。自噬作用会降解细胞内受损伤的细胞结构、衰老的细胞器，以及不再需要的生物大分子等，但在降解的同时，也为细胞内细胞器的构建提供原料，即细胞结构的再循环。自噬作用是细胞为摆脱饥饿状态而将自己内部的部分蛋白质分解为氨基酸，从而获取养分的现象。

一个特别的例子是在酵母菌中，营养素饥饿诱导高水平的自噬。这使得不需要的蛋白质被降解，氨基酸被循环用于合成对生存至关重要的蛋白质。在高等真核生物中，在切断跨胎盘食物供应后，动物出生时发生的营养耗竭会导致自噬，以及营养缺乏。自噬能力降低的突变酵母细胞在营养缺乏的条件下迅速死亡。对ATG突变体的研究表明，通过自噬体的自噬对于饥饿条件下液泡中的蛋白质降解是必不可少的，至少有15个ATG基因参与酵母的自噬。小鼠研究表明，饥饿诱导的自噬在ATG7缺陷小鼠中受损。

（二）先天免疫

细胞自噬机制在先天免疫中也起着重要作用。细胞内病原体，如结核分枝杆菌(负责结核病的细菌)通过与宿主线粒体相同的细胞机制和调节机制进行降解。尽管有些细菌可以阻止吞噬体成熟，使其成为一种称为吞噬溶酶体的降解性细胞器，刺激受感染细胞的自噬有助于克服这一现象,恢复病原体的降解。

（三）控制感染

细胞生物学家发现，自噬作用能抵御病毒和细菌的侵袭。任何躲过细胞外免疫系统、通过细胞膜进入细胞质的异物或微生物，都可能成为自噬系统的攻击目标。自噬和相关通路(如ATG和非常规分泌)是免疫和炎症的核心稳态机制。实际上,成年小鼠ATG7的全身缺失会导致小鼠在2~3个月内死于神经变性或感染。除异体自噬之外，自噬通路还以多种复杂方式与固有免疫和适应性免疫的多个方面交叉。一般而言，自噬可帮助宿主激活免疫，从而控制感染,同时限制有害且无法控制的炎症。

（四）清理垃圾

自噬作用主要是清除降解细胞内受损伤的细胞结构、衰老的细胞器，以及不再需要的生物大分子等。自噬起到稳态作用,特别是在长寿的细胞群中。在这些细胞群中，废弃物质无法通过细胞增殖来稀释。例如, 神经元中的ATG基因缺失会导致神经变性和泛素阳性聚集物累积，而肝脏中它的缺失会导致肝肿大和肝功能障碍。在许多其他器官和组织中也观察到类似的稳态作用。这些表现不仅可由细胞质内容物构成成分的周转障碍引起，还可由针对有害细胞器(如破裂的溶酶体和可产生活性氧自由基的线粒体)和蛋白凝集物(如液－液相分离产生的错误折叠的蛋白聚集物，以及含有蛋白质、核酸或这两者的无膜细胞器)的选择性机制引起。

(五)神经保护与免疫再生

自噬作用对于神经保护和免疫再生来说至关重要。自噬作用会及时清理大脑产生的垃圾，从这个角度讲，自噬作用有保护神经的作用。如果我们免疫系统出现错误和漏洞，可以通过细胞自噬作用，让有问题的免疫细胞迅速凋亡，重新生成新的免疫细胞，最终让我们的免疫系统重获新生。

三、自噬的 4 种类型

自噬作用是清理体内毒素垃圾和维持身体正常运转的一个重要过程，分为四种类型。

◆ 巨自噬

巨自噬(macroautophagy)是胞质内物质通过形成自噬泡的方式，与溶酶体融合，来实现内含物的降解。

◆ 微自噬

微自噬(microautophagy)是溶酶体主动、直接吞噬胞浆成分的一种方式。

◆ **受体介导自噬**

自噬受体可与位于吞噬泡或自噬体膜表面的LC3结合，引发受体介导的自噬。受体介导的自噬就像是垃圾储存地。有的是集中在小区的垃圾箱，有的是家里的垃圾袋，还有一些特定的地方，比如实验室、医院的垃圾需要特别处理，需要走特别的流程。

◆ **线粒体自噬**

线粒体功能出现障碍，相当于人体发动机出了问题，导致细胞功能不能正常运行。线粒体自噬是对线粒体不断更新的一个很重要过程，不单把老化的细胞清除，还将其再回收利用。

四、自噬的分子机制与诱导

自噬作用对维持细胞体内平衡和能量平衡至关重要。自噬作用是人体维持健康状态的基础。

如果自噬作用出现问题，则可能导致神经退行性疾病的发生。常见慢性疾病如2型糖尿病、脂肪肝，以及癌症、免疫性疾病等也都与自噬功能障碍有关。

年长者或者身患各种慢性疾病的人，自噬作用往往处于被抑制或者自噬不足状态。在这种情况下，有效地增强自噬作用有助于改善身体状况，延缓衰老。

(一)分子机制

自噬的过程分为3个阶段。

(1)启动自噬,将货物隔离到吞噬细胞。

(2)自噬体延伸并成熟为全封闭结构。

(3)自噬体与溶酶体的融合。

自噬的启动通常由细胞能量和营养传感器 AMPK和 mTORC1控制。如果AMPK作用增强,mTORC1被抑制,自噬启动,身体会处于修复模式。反之,如果mTORC1作用增强, AMPK被抑制,自噬被抑制,则身体处于生长模式。

(二)主动诱导方式

1.药物诱导

目前市面上主要有两种药物可诱导自噬的发生。

一种是西罗莫司(Rapamycin),它是一种新型高效的大环内酯类的免疫抑制剂,临床上用于器官移植的抗排斥反应和自身免疫性疾病的治疗,可以有效诱导自噬作用。

另一种是二甲双胍(Metformin),它是糖尿病治疗的首选药物。可以启动自噬反应,在抗衰老方面也有相关研究。

2.非药物诱导

除了药物外,很多自然的方法也可以有效地诱导自噬的发生。

◆ 生酮饮食。

◆ 禁食。

◆ 热量限制。

◆ 蛋白质限制。

◆ 有氧运动以及促进淋巴循环的方法。

(三)FMD饮食的特殊性

FMD饮食可科学高效地增强人体的自噬作用,因为它不仅限制了热量,还限制了蛋白质的摄入量。与其他禁食方法相比,FMD饮食更容易执行。

FMD饮食是一种循环饮食法。在5天热量和蛋白质限制后,恢复正常饮食。这样不仅在短短的5天时间内,清理了"垃圾",促进了衰老的线粒体或者功能障碍的细胞的凋亡,降低了人体炎症反应,而且还做到了原料的回收利用,快速产生人体需要的新细胞、新组织,让人体的功能在短时间内得到最大程度的恢复。

PART 2

第二部分
FMD 饮食的临床应用

CLINICAL APPLICATION OF FMD

第四章　代谢综合征

代谢综合征是指人体的蛋白质、脂肪、碳水化合物等物质发生代谢紊乱的病理状态，是一组复杂的代谢紊乱症候群，是导致糖尿病、心脑血管疾病的危险因素。

代谢综合征具有以下特点：①多种代谢紊乱集于一身，包括肥胖、高血糖、高血压、血脂异常、高血黏、高尿酸、高脂肪肝发生率和高胰岛素血症；②虽然表现多样，但拥有共同的病理基础——胰岛素抵抗；③可增加多种疾病风险，如高血压、冠心病、脑卒中，甚至某些癌症。如果能有效改善代谢综合征，恢复正常代谢，则可有效地预防多种疾病的发生(图4-1)。

一、诊断标准

代谢综合征有着不同的诊断标准，在国际上有世界卫生组织(WHO)提出的标准，高胰岛素血症是诊断代谢综合征的一个重要指标。而在一些糖尿病学会诊断标准中没有高胰岛素血症指标，只有高血压、血脂、血糖等这些指标。

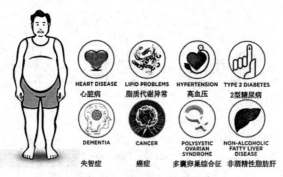

图4-1　代谢综合征相关疾病

中华医学会糖尿病分会的诊断标准里有4项,如果满足其中的3项,就可以被确诊为代谢综合征。

● 身体质量指数BMI≥25。

● 空腹血糖(FPG)≥6.1(110g/dL)和(或)餐后血糖(2hPBG)≥7.8 mmol/L(140mg/dL)和(或)已被诊断为糖尿病并治疗者。

● 收缩压／舒张压≥140／90mmHg和(或)已确诊高血压并治疗者。

● 空腹的甘油三酯(TG)≥1.7mmol/L(150mg/dL)和(或)男性空腹HDL-C＜0.9mmol/L(35mg/dL),女性空腹HDL-C＜1mmol/L(39mg/dL)。

如果怀疑自己有代谢综合征,或者没有被明确诊断过的可以去找内分泌科医生做一个诊断,可能会对自己身体有一个更准确的了解。

二、普遍性

2017年中国的一篇流行病学调查研究(图4-2)发现,代谢综合征的患病率为33.9%(男性为31.0%,女性为36.8%),这表明中国约有4.54亿名成年人患有代谢综合征。其中常见问题为高血压(约占50%)、高血糖和高甘油三酯、腹部肥胖等。参与调研人数为97098人。

> J Clin Endocrinol Metab. 2017 Feb 1;102(2):507-515. doi: 10.1210/jc.2016-2477.

Metabolic Syndrome Among Adults in China: The 2010 China Noncommunicable Disease Surveillance

图4-2 《临床内分泌代谢》发表的文章信息

2020年江西南昌研究团队分析了从中国健康与退休纵向研究(CHARLS)下载的数据集,结果显示代谢综合征的总患病率为33.38%(95% CI 32.42%~34.34%),与2017年数据接近(图4-3)。

Prevalence and associated factors of metabolic syndrome in adults: a population-based epidemiological survey in Jiangxi province, China

Li Ting Wu, Yun Feng Shen, Lei Hu, Mei Ying Zhang & Xiao Yang Lai ✉

BMC Public Health 20, Article number: 133 (2020) | Cite this article

图4-3 《BMC 公共卫生》发表的文章信息

三、代谢综合征的风险因素及预防

代谢综合征的发生与生活方式密切相关。而从理论上来说,改变生活方式是预防代谢综合征最为合理也是最根本的解决方案。但从实践来看,改变生活方式也是最为困难的解决方案。因为与药物干预相比,生活方式改变需要挑战的是已经养成的习惯。这些习惯还往往与周围的人与环境有关。

下面分享一下常见的风险因素以及简单易行的预防建议。

用复杂碳水化合物替代简单碳水化合物。

关于碳水化合物与肥胖、糖尿病以及代谢综合征的相关性的讨论一直都是热门话题。简单碳水化合物进入人体后会快速分解为葡萄糖,因此引起血糖升高,为了降低血糖,胰腺会分泌胰岛素。如果长期大量食用简单碳水化合物,则容易导致高胰岛素血症,结果会导致肥胖和胰岛素抵抗(图4-4)。

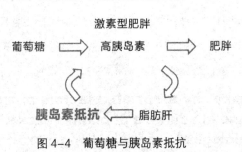

图4-4 葡萄糖与胰岛素抵抗

如果单纯地减少简单碳水化合物的量,对于很多人来说执行起来比较困难。但实际上,有更为简单的方法,那就是替换法。例如,喜欢吃面包的,不用当下就放弃面包,可以把白面包改为全麦面包,吃的时候可以涂抹上椰子油食用。

1.正念饮食

如果改变不了吃什么,那不妨在吃的时候采用正念的方式。

这样不仅可以减少摄入量,而且还可以促进消化,对血糖水平的影响也较小。

2.减少果糖的摄入

通过这些年的科普教育,公众对于葡萄糖的认知已经增加了很多,但是对于果糖却知之甚少。而且因为果糖不会影响血糖水平的波动,在研究代谢综合征或者糖尿病时谈论得非常少。但真实的状况是:果糖并不是通过增加血糖导致胰岛素抵抗,而是直接作用于肝脏,导致肝脏胰岛素抵抗,进而会引发非酒精性脂肪肝、肥胖、2型糖尿病、高血压、冠心病等疾病发生(图4-5)。因此减少果糖的摄入对于预防与管理代谢综合征至关重要。鉴于果糖可由果葡糖浆在体内代谢而来,因此在选择加工食品时,请务必阅读食品标签,了解其中果葡糖浆的含量。同时,注意不要过量食用水果。虽然水果中有很多有益健康的成分,但一定控制摄入量,不要过量摄入,给肝脏造成负担。

3.减少酒精的摄入

减少酒精摄入的原理与果糖的类似,可以参考果糖部分。

4.减压

压力会直接导致腹部脂肪增加。而腹部肥胖是代谢综合征的一个风险因素。

压力状态下,身体分泌皮质醇,皮质醇会刺激葡萄糖的释放,促进胰岛细胞分泌大量的胰岛素,进而发生胰岛素抵抗,增加脂肪存储。(图4-5)

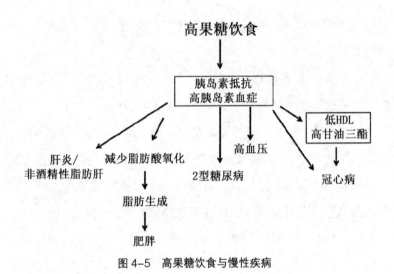

图4-5　高果糖饮食与慢性疾病

　　另外,在发生胰岛素抵抗或高胰岛素血症时,身体的交感神经活性增加,会引起血压的升高。

　　5.戒烟

　　吸烟者与非吸烟者相比,罹患代谢综合征的风险更高。戒烟比其他方法的效果更为直接。

　　6.久坐

　　近几年发现,久坐不运动与代谢综合征和各种慢病以及过早死亡之间都有着密切的关联。如果在家里办公,或者平时伏案工作比较多的话,建议每隔1小时起来运动,或者直接尝试站立式办公。

四、逆转代谢综合征

(一)评估标准

逆转代谢综合征的核心是改善胰岛素抵抗。HOMA-IR是定量分析胰岛素抵抗的指标。因此代谢综合征的逆转可以通过两个方面来评估。

(1)HOMA-IR的改变。

(2)血压血糖血脂等指标是否恢复正常。

计算公式:HOMA-IR=空腹胰岛素(Glucose)×葡萄糖(Insulin)/22.5,胰岛素单位用uU/mL=6.945pmol/L

HOMA-IR<1:胰岛素敏感性高;HOMA-IR>1.9:早期胰岛素抵抗;HOMA-IR>2.9:显著胰岛素抵抗。

(二)方法

(1)运动:久坐不运动是代谢综合征发生的一个重要风险因素。有氧运动或者高强度间歇性训练(HIIT)对于改善代谢综合征有非常直接的作用。选择适合自己的运动方式,坚持下去就可以有效地预防或者改善代谢综合征。但是不爱运动的人太多了,而且坚持运动的确很不容易。

(2)去除可引发代谢综合征的饮食因素,如少食人工食品、加工食品、精制食品;避免反式脂肪和人工甜味剂;不额外添加糖。其实如果能够严格做到这一条,无须采用其他方法,多数代谢综合征患者的身体就会开始发生变化了。但如果能与其他方法结合(如运动、低碳水饮食或FMD饮食),效果会更好。另外,这一条看起来简单,但实际做起来并不容易,尤其是对于上班族来说,每日购买新鲜食材自己做饭是个非常大的挑战。

(3)低热量饮食:2009年发表的一项为期12周、针对动脉粥样硬化性血脂异常的受试者进行的研究发现,低热量饮食(约1500 kcal)可改变代谢指标,如降低葡萄糖和胰岛素浓度,提高胰岛素敏感性,减重降脂,降低甘油三酯,升高HDL-C等。长期坚持低热量饮食最大的挑战是加工食品。现代加工食品热量高,10片小饼干就会提供500 kcal的热量,因此需要一个更为简单高效的方法。

(4)低碳饮食:2009年发表的这篇文章还比较了同样的热量摄入,不同的碳水/脂肪比例对代谢指标的影响。同样是1500 kcal,碳水化合物限制饮食(CRD)(碳水化合物:脂肪:蛋白质= 12:59:28)和低脂饮食(LFD)(碳水化合物:脂肪:蛋白质=56:24:20)都可以改变代谢指标,但是碳水化合物限制饮食受试者在葡萄糖、胰岛素降低,体重脂肪减少等改变更为显著,除此之外,碳水化合物限制饮食在改变心血管风险其他指标方面也表现更为出色。

(5)生酮饮食:多项研究证实生酮饮食可以改善代谢和炎症指标,包括脂质、糖化血红蛋白、高敏CRP、空腹胰岛素和血糖水平,并有助于体重管理。但是生酮饮食属于极低碳水化合物饮食,与传统饮食习惯差距较大,执行困难度大。而且生酮饮食要求的脂肪摄入量非常高,对于脂类代谢有问题的人来说,存在一定的风险。

(三)FMD饮食

热量限制或饮食结构的改变可以改善代谢综合征,但因为与传统饮食习惯不同,长期坚持困难较大,而且也因为有些饮食方式比较极端,有潜在的健康风险,因此应用也受到限制。

2017年隆戈教授团队发表的人体临床试验研究结果证明了FMD饮食在改善糖尿病、癌症和心血管疾病生物标记物/风险因素方面的作用。

随机抽取100名参与者随机分成FMD饮食实验组和对照组。实验组采用每个月5天FMD饮食+FMD饮食之后的正常饮食,连续执行3个月。对照组则一直采用正常饮食。结果显示FMD饮食实验组的体重、躯干和全身脂肪降低,血压和胰岛素样生长因子1(IGF-1)降低。

2018年发表的一项动物研究探讨了FMD饮食在阻止糖尿病发生,恢复胰岛功能和重建肠道菌群方面的作用。文中的动物试验结果显示,FMD饮食可以降低HOMA-IR,提高胰岛素敏感性。

动物试验结果显示,FMD饮食显著降低了甘油三酯,抑制了脂肪肝的形成。

FMD饮食可明显改变肠道菌群的组成。间断性使用FMD

饮食可显著增加副乳状芽孢杆菌(这些细菌与血糖水平降低有关),减少普雷沃氏菌科、阿里氏菌科和瘤胃球菌科的水平(这些细菌与血糖水平升高有关)。

(四)FMD饮食的特点与优势

造成代谢综合征的原因很多,核心是胰岛素抵抗。而FMD饮食,可以较为有效地降低血糖,改善胰岛素抵抗,恢复胰岛素敏感性。另外,FMD饮食有助于启动人体自噬作用,及时清理人体代谢产生的垃圾与有害物质,降低炎症水平,恢复人体正常的功能。

与其他方法相比,FMD饮食作用比较快,仅仅需要5天就会看到明显改善,因此非常容易执行。见效快很重要,因为只有见效快,执行的人才会多。只有可执行的方案才是有效的方案,否则一切都是空谈。

在代谢综合征研究中,生酮饮食是比较常用的一种饮食干预方式。与生酮饮食相比,FMD饮食与传统饮食习惯差异小,更容易适应;FMD饮食只需要5天,而无须按月执行;FMD饮食较为安全,适用面更广。

第五章 糖 尿 病

糖尿病（diabetes mellitus，DM）在临床上被定义为一类由胰岛素分泌功能缺陷或（和）胰岛素作用缺陷引起的、以慢性血糖升高、代谢异常和"继发性特征性系统损害"为特征的慢性疾病。

如表5-1所示，糖尿病的分型在2021年进行了调整。目前糖尿病主要分为1型、2型、妊娠期、其他特殊类型糖尿病。

表5-1 糖尿病的分类

1999年MHO分型	2019年WHO分型	2021年ADA分型
1型糖尿病	1型糖尿病	1型糖尿病
2型糖尿病	2型糖尿病	2型糖尿病
妊娠期糖尿病	妊娠期间高血糖糖尿病	妊娠期糖尿病
其他特殊类型糖尿病	其他特殊类型糖尿病	其他特殊类型糖尿病
	混合型糖尿病 包括LADA和酮症倾向的2型糖尿病	
	未分类糖尿病	

一、分型与诊断

（一）分型

1. 1型糖尿病

由于身体无法生产足够的胰岛素或根本无法生产胰岛素，病理上也被叫作胰岛素依赖型糖尿病(insulin-dependent diabetes mellitus，IDDM)或是青少年糖尿病。

1型与2型糖尿病的发病机理完全不同，属于自身免疫性疾病，可能是自身免疫系统破坏产生胰岛素的胰岛 β 细胞，导致胰岛素分泌不足所致。1型糖尿病患者约占糖尿病患者总数的5%。目前针对1型糖尿病的治疗还是以注射胰岛素为主。

2. 2型糖尿病

2型糖尿病在初期往往是因为胰岛素抵抗(细胞对于胰岛素的反应不正常、不灵敏)造成血糖控制不良。随着病情进展会从胰岛素抵抗发展为胰岛素分泌不足。2型糖尿病过去被称为非胰岛素依赖型糖尿病(英语：non insulin-dependent diabetes mellitus，NIDDM)或成人型糖尿病，病因是体重过重或缺乏运动。2型糖尿病患者占糖尿病患者总数的90%左右，因此在糖尿病管理时重点讨论的是2型糖尿病。

3.妊娠糖尿病

妊娠糖尿病(gestational diabetes mellitus，GDM)也是常见的糖尿病种类，它见于过去没有糖尿病病史，但在怀孕期间血糖高于正常值的孕妇,可能导致胎儿发育畸形、巨大儿、新生儿低血糖等。

孕妇于妊娠24～28周时,进行75克口服葡萄糖量(口服)试验,分别测量空腹、餐后1小时、餐后2小时的血糖浓度。

● 空腹 ＞ 5.1 mmol/L。

● 餐后1小时 ＞ 10.0 mmol/L。

● 餐后2小时 ＞ 8.5 mmol/L。

符合其中的任意一项,即可确诊妊娠糖尿病。

4.其他类型糖尿病

一些糖尿病导因有别于第1型、第2型和妊娠糖尿病,这包括以下几种。

● β 细胞基因缺陷(β 细胞分泌胰岛素)。

● 遗传性胰岛素抗拒。

● 胰脏疾病。

● 激素失调。

● 化学或药物导致。

● 成人隐匿迟发性自体免疫糖尿病。

(二)诊断

糖耐量受损(IGT)和空腹血糖受损(IFG)是指介于正常与糖尿病之间过渡阶段的一种中间状态。糖耐量受损患者或空腹血糖受损患者面临发展为2型糖尿病的高风险(表5-2)。

表5-2　世界卫生组织糖尿病诊断标准

条件	餐后两小时血糖	空腹血糖	HbA1c
	mmol/L（mg/dL）	mmol/L（mg/dL）	%
正常	<7.8（<140）	<6.1（<110）	<6.0
空腹血糖受损	<7.8（<140）	≥6.1（≥110）& <7.0（<126）	6.0～6.4
糖耐量受损	≥7.8（≥140）	<7.0（<126）	6.0～6.4
糖尿病	≥11.1（≥200）	≥7.0（≥126）	≥6.5

不论是哪一种糖尿病，如果不进行治疗，可能会引发许多并发症。一般病征有视力模糊、头痛、肌肉无力、伤口愈合缓慢及皮肤瘙痒。急性并发症包括糖尿病酮酸血症与高渗透压高血糖非酮酸性昏迷；严重的长期并发症则包括心血管疾病、脑卒中、慢性肾脏病、糖尿病足以及视网膜病变等。

二、《中国 2 型糖尿病防治指南（2020 年版）》

2021年，中华医学会糖尿病学分会在《中华糖尿病杂志》上发表了《中国2型糖尿病防治指南(2020年版)》。

2020年版本指南更新要点如下。

（1）根据最新的流调数据，依WHO诊断标准，我国糖尿病患病率上升至11.2%。

（2）在有严格质量控制的实验室，采用标准化检测方法测定的糖化血红蛋白(HbA1c)可以作为糖尿病的补充诊断标准。

（3）高血糖药物治疗要点如下。

生活方式干预和二甲双胍为2型糖尿病患者高血糖的一线治疗。生活方式干预是2型糖尿病的基础治疗措施,应贯穿于治疗的始终。若无禁忌证,二甲双胍应一直保留在糖尿病的治疗方案中。

一种降糖药治疗而血糖不达标者,采用2种甚至3种不同作用机制的药物联合治疗。也可加用胰岛素治疗。

合并ASCVD或心血管风险高危的2型糖尿病患者,不论其HbA1c是否达标,只要没有禁忌证都应在二甲双胍的基础上加用具有ASCVD获益证据的GLP-1RA或SGLT2i。

合并CKD或心衰的2型糖尿病患者,不论其HbA1c是否达标,只要没有禁忌证都应在二甲双胍的基础上加用SGLT2i。合并CKD的2型糖尿病患者,如不能使用SGLT2i可考虑选用GLP-1RA。

(4)2型糖尿病诊疗路径需要明晰。

(5)新添糖尿病患者的体重管理。

超重和肥胖成人2型糖尿病患者的管理目标为减轻体重的5%～10%。

超重和肥胖成人2型糖尿病患者的体重管理方式包括生活方式干预、药物、手术等综合手段。

肥胖的成人2型糖尿病尽量通过生活方式及药物治疗,血糖仍然控制不佳者建议采用代谢手术治疗。

三、现状与原因

理论上，糖尿病是可防可控的。而且糖尿病中约占90%的2型糖尿病本身就是代谢类疾病，风险因素为超重、肥胖、不健康饮食、久坐不动、血压血脂异常等可控因素。近些年，公众对糖尿病的认知水平普遍提高，从事糖尿病管理的营养师、健康管理师也越来越多，相关的降血糖产品也不断增加。但数据表明，中国糖尿病患病人数并没有减少，反而是逐年增加，目前成人糖尿病患病率已接近13%。

为什么会这样？

我们的观点如下，谨供大家参考。

（一）认知错误

如果我们的目标是让糖尿病患者数量从1亿人减少到5000万人的话，只有一个办法，那就是让一部分患者逆转。否则逐年累计，患病人数增加是必然的。

可目前多数人的认知还停留在2型糖尿病是一种终身疾病，患者一旦患病就无法治愈，需要终身服药，不可能逆转。在这种认知指导下，糖尿病怎么可能减少呢？

（二）干预方法错误

虽然近几年越来越多的专家提出糖尿病是一种生活方式病，应该首先改变生活方式。但现实状况是，多数糖尿病患者选择的仍然是药物治疗，而不是改变生活方式。

药物治疗的目标本来就是控制症状,而非恢复胰腺的功能,从根本上疗愈疾病,因此糖尿病人数也不会减少。

常用的糖尿病药物及其作用机制如下。

- 二甲双胍:减少肝脏糖生成的口服药。
- 噻唑烷二酮类药物(格列酮):促进血液中糖分清除的口服药。
- 胰岛素促泌剂(促胰岛素分泌剂):增加胰腺释放胰岛素的口服药。
- 淀粉阻滞剂:减慢淀粉(糖)在肠道吸收的口服药。
- 基于肠促泌素的治疗:口服和注射制剂,在肝减少糖的生成,在肠延缓食物的吸收。
- 胰岛淀粉样肽类似物:注射制剂,在肝减少肝糖原的生产,在肠延缓食物在肠内的吸收。

(三)说起来容易,做起来难

在糖尿病管理指南中,生活方式干预被认为是2型糖尿病的基础治疗措施,建议应贯穿于治疗的始终。

但现实状况是:生活方式改变比药物治疗难多了。生活方式的改变其实也是习惯的改变。养成一个好习惯不容易,改变一个不良习惯同样困难。

(四)糖尿病管理行业缺乏标准

提供糖尿病饮食干预服务以及相关产品(如代餐或保健品)

的人越来越多,但是深入了解后会发现:因为缺乏对糖尿病的科学认识,缺乏服务标准,整个行业比较混乱,对糖尿病人群的帮助有限。

四、糖尿病的有效干预

(一)可以被逆转的2型糖尿病

长期以来,糖尿病被认为是一种终身性渐进性的慢性疾病,一旦确诊糖尿病,则认为必须终身服用降糖药物或者使用胰岛素来控制血糖。近年来,国际上针对在糖尿病病程早期的肥胖和超重型2型糖尿病的治疗策略正从通过药物控制血糖逐渐转变为通过改善体重来使糖尿病缓解。

从1986年开始的中国大庆糖尿病研究项目,到2017年英国"DiRECT"研究结论证实:通过减重,将近一半的肥胖2型糖尿病患者可逆转糖尿病。自此,2型糖尿病不再是"一病误终生"。

1.国际共识

2019年综述研究纳入99篇包含糖尿病逆转或缓解相关信息的原始文章(图5-1),提出T2D逆转可以通过减肥手术、低热量饮食(LCD)或碳水化合物限制(LC)实现,医疗工作者在糖尿病干预或者管理时应该考虑到逆转的可能性与可行性。

Nutrients. 2019 Apr; 11(4): 766.
Published online 2019 Apr 1. doi: 10.3390/nu11040766

PMCID: PMC6520897
PMID: 30939855

Reversing Type 2 Diabetes: A Narrative Review of the Evidence

图 5-1 逆转 2 型糖尿病的方法——综述文章信息

2021 年 8 月,美国糖尿病学会(ADA)、内分泌协会(Endocrine Society)、欧洲糖尿病研究协会(EASD)和英国糖尿病协会(Diabetes UK)联合发表了最新共识声明,同时发表在糖尿病领域四大学术机构旗下期刊。

对于逆转的标准,共识指出,空腹血糖 < 126 mg/dL (< 7.0mmol/L)或根据 CGM 值计算的 HbA1c 估计值低于 6.5% 可作为替代标准。诊断糖尿病逆转的时机有赖于干预措施,对于药物治疗,需要停止药物治疗至少 3 个月后检测 HbA1c,才能诊断逆转;对于生活方式干预,至少在开始生活方式干预后 6 个月,以及停止任何药物治疗后 3 个月后检测 HbA1c,才能诊断逆转。诊断逆转后,需持续检测,应至少每年进行 1 次,同时进行常规推荐的并发症检测。

2. 中国共识

2021 年 5 月 15 日,在北京会议中心召开的 2021 年北大糖尿病论坛的《2 型糖尿病逆转中国专家共识》(以下简称《共识》)定稿会上,北京大学人民医院内分泌科主任、北京大学糖尿病中心主任、前国际糖尿病联盟副主席纪立农教授分析说:中国 2 型糖尿病患病率 30 多年来增长了十几倍,很明显这种增长不是因为中国人群的遗传背景发生改变导致的,而是生活方式剧变的结果。《共识1》的出台将成为具有历史意义的事件,将有助于加速针对高体重型2型糖尿病的管理和"逆转"新运动。《共识1》希望在5年内能惠及国内10万~20万新诊断的肥胖型2型糖尿病患者,让他们终身获益,让他们的家庭和社会受益。

2021年9月30日,《缓解2型糖尿病中国专家共识》(以《2型糖尿病逆转中国专家共识》为基础讨论制定,以下简称《共识2》)正式在《中国糖尿病》《中国全科医学》等专业学术期刊同期发布。《共识2》不仅对"糖尿病缓解"的标准做了清晰界定,同时也对缓解糖尿病的临床证据、机制、具体方法进行了全面分析和阐述,并在此基础上提出了缓解2型糖尿病的具体建议。需要解释的是,由于美国糖尿病协会(ADA)8月发布的《共识报告:有关2型糖尿病缓解的定义和解释》建议使用"糖尿病缓解(remission)"来描述2型糖尿病患者代谢持续改善至接近正常水平这一状态。

3.逆转

(1)《缓解2型糖尿病中国专家共识》推荐强化生活方式干预(饮食营养、运动等)作为所有T2DM缓解的基本方案。

饮食营养治疗:建议将限能量饮食(CRD)和限能量地中海饮食配合运动作为缓解T2DM的基本方案。CRD目前主要有3种类型:①在目标能量摄入量基础上按一定比例减少(减少30%~50%)能量的摄入;②在目标摄入量基础上每日减少

500 kcal左右的能量摄入；③每日摄入量1000～1500 kcal。短期(4～12周)阶段性的特殊饮食模式(包括高蛋白饮食、生酮饮食、VLCD、LCDs、VLCDs)有助于减重和缓解T2DM。

经评估地使用辅助控糖食品或功能食品可起到增加饱腹感、辅助控糖、降低饮食管理难度的作用,有利于减重和缓解T2DM。代餐应提供蛋白质、纤维素和微量元素,保证营养素的基本需要,控制能量摄入。常见代餐品种主要有3种：①去除80%淀粉的代餐粉(用以制成包子、面包、面条等)替代日常主食；②代餐饼干；③代餐汤品。

食欲管理建议如下。

■ 减慢进餐速度：增加咀嚼次数,每进食一口食物咀嚼20～40次；餐间停顿,减小每一口食物的体积,用非优势手持筷或用叉。

■ 餐前饮水或吃少量坚果(如10颗杏仁、20粒花生)：坚果含不饱和脂肪酸,进食后能刺激胆囊收缩素的分泌,通过迷走神经和非迷走神经途径降低食欲。

■ 合理安排进餐顺序：①餐前喝汤,容易产生饱腹感；②先吃蔬菜、低糖水果,其体积大,食用量低,减慢吸收速度,诱导饱腹感；③荤菜与肉类能量偏高,放在第三位吃,进一步增加饱腹感；④进餐最后吃少量主食和碳水化合物,其吸收缓慢,减少餐后血糖波动。

■ 增加富含膳食纤维的食物：膳食纤维在胃内排空速度慢，易产生饱腹感。可增加燕麦、去除80%淀粉的代餐粉制成的全麦面包、绿叶蔬菜、低糖水果等食物的摄入。

运动干预：建议每周进行不少于150分钟的中等强度有氧运动。同时每周应进行不少于2次的抗阻运动。糖尿病患者通过运动可以直接消耗部分能量而达到控制血糖的目的。运动也可以增加肌肉的容积并使胰岛素敏感性得到持续性改善。此外，运动还可以改善患者血脂、血压和心血管健康，提高其愉悦感。

开具运动处方应该按照"评估健康、制订目标、选择项目、设定强度、运动训练、评估效果、适时调整"的流程来进行。

减重药物：推荐在强化生活方式干预后体重改善不理想的肥胖伴T2DM患者中短期（半年）应用奥利司他。奥利司他为脂肪酶抑制剂，可减少肠腔黏膜对膳食中脂肪的吸收，促使脂肪排出体外。奥利司他是我国唯一被批准用于体重管理的减重药物。奥利司他于2007年被国家药品监督管理局批准为减重非处方药，建议用于$BMI \geq 27$的T2DM患者。该药具有减轻体质量、维持体质量和预防反弹的作用。奥利司他的不良反应主要为脂肪泻、大便次数增多。1年以上长期服用会减少脂溶性维生素及β胡萝卜素的吸收，罕见有肝功能损伤的报告。

非胰岛素降糖药物：建议对于HbA1c不达标且强化生活方式干预措施不能有效落实的T2DM患者，短期（8～12周）辅助应用非胰岛素样降糖药物如胰高血糖素样肽-1（GLP-1）受体激动剂。

胰岛素:《共识2》建议对于HbA1c≥10%,FPG≥11.1 mmol/L,辅助应用短期(2周)早期胰岛素强化治疗,有助于缓解T2DM。

代谢手术:《共识》建议对于BMI≥32.5的T2DM患者,如非手术治疗措施不能显著改善体重和代谢紊乱,可考虑采用代谢手术缓解T2DM。BMI≥32.5时应积极手术;27.5≤BMI<32.5时,经改变生活方式和药物治疗难以控制体重及血糖且至少符合额外的2个代谢综合征组分或存在并发症,可慎重考虑手术。建议手术年龄为16~65岁。

(2)《共识》提到的T2DM缓解的效果评价标准。

停用降糖药物或单纯生活方式干预至少3个月后,HbA1c<6.5%,或在不适合用HbA1c作为血糖水平评价指标时,FPG<7.0 mmol/L或通过动态葡萄糖监测计算eA1c<6.5%。在确定处于糖尿病缓解状态后,仍需要每3个月或6个月复查HbA1c或FPG或采用动态葡萄糖监测计算eA1c。

其他评价指标:①BMI≤24,减重≥10 kg或减重≥10%;②体脂肪率减少,达到男性<25%,女性<30%;③脂肪肝改善,超声显示脂肪肝消失,肝功能指标恢复正常;④肌肉含量达标,男性≥40%,女性≥35%。

4.《共识2》遇到的挑战

在《共识2》中,饮食营养治疗是最核心的治疗方案。《共识2》建议采用限能量饮食(CRD)和限能量地中海饮食配合运动作为缓解T2DM的基本方案。

以限能量饮食(CRD)来说,如果没有明确的食谱指导,并有吃零食的习惯,除完成日常的工作,经常还要加班承受更多的压力的话,真的很难做到。

例如:100g(大概8~10片)的全麦饼干的能量约420 kcal,而CRD建议的热量摄入为1000~1500 kcal/d。

现代化饮食的特点如下。①加工食品多:如果您阅读过加工食品的包装,那就一定了解加工食品(即使标记为健康食品)的热量是普遍较高的,而所谓的低热量食品多数只是以人工甜味剂(对健康的伤害更大)替代了天然糖而已。②重口味:高糖高脂是典型特点。这不仅是热量的问题,还会直接导致人体代谢紊乱。③成瘾性强:越来越多的人发现自己有食物渴求,例如对饼干、薯片或者糖果。这些食物在加工过程中充分考虑了如何让人爱不释手,一次次购买,因此让人放弃是很困难的。

因此,如果要长时间采用限能量饮食或者其他与原本饮食习惯不同的饮食方法,都有可能因为无法坚持而失败。

其实在生活方式干预慢性病上,最大的问题从来都不是人们不知道怎样做是对的,而是知道却做不到。

例如:谁都知道买新鲜的食材,自己做饭更健康。可是又有多少人能做到?而为什么做不到?相信大家心里都明白。

因此,《共识2》中提到以饮食干预作为基础没有错,但是看起来最合理的、也是最安全的方法却难以实施。原因有很多，其中3个主要原因是：①改变饮食习惯是件非常困难的事情，远比吃药困难得多；②如果环境不改变，一个人的改变维持的时间有限；③如果不能在短时间内改善，多数人会放弃。

5.重新认识糖尿病

糖尿病的发生是因为胰岛素信号通路出了问题，而非血糖。而降糖药物并没有考虑如何让胰岛素信号通路恢复正常，而是把靶点定在了降低血糖上。这也是为什么降糖药用了这么多年，糖尿病人却越来越多的一个重要原因。

2型糖尿病的发生，跟肥胖、炎症以及胰岛素抵抗等核心因素有着密切的关联。1型糖尿病患者可能没有血压、血脂异常等问题，但2型糖尿病患者，或多或少或早或晚地会出现血糖、血脂、血压、尿酸等一系列代谢异常问题。究其原因，它们都有一个共同根源——胰岛素抵抗。因此对于2型糖尿病患者来说，改善胰岛素抵抗，提高胰岛素敏感性可以一举多得(同时改善血糖、血压等问题)。

胰岛素抵抗(insulin resistance)是指胰岛素作用的靶器官对胰岛素作用的敏感性下降，即正常剂量的胰岛素产生低于正常生物学效应的一种状态。此时，出于人体的"代偿机制"，β细胞将分泌更多的胰岛素分子来降低血糖水平，这就是所说的胰岛素抵抗。

作为胰岛素抵抗的结果，产生胰岛素的功能性β细胞数量的减少最终导致胰岛素缺乏。考虑到β细胞在成人胰腺中的复制率极低和β细胞再生也很少发生，即使是2型糖尿病，晚期时β细胞逐渐耗尽，胰岛素分泌能力几乎丧失。

因此，不论是哪一种类型的糖尿病，最终目的都是恢复胰岛的功能。而这通常被认为是需要胰岛和干细胞移植才能逆转的情况。

6.FMD在糖尿病管理上的优势如下

（1）足够快：有可能在5天可以看到一定效果。

（2）易执行：按照食谱做饭即可。即使是在外就餐，也可根据设计原则找到合适的食品。

（3）可量化：HOMA-IR、空腹血糖、空腹胰岛素等指标都可以用于效果的量化评估。

（4）可从根本上恢复β细胞功能，不反弹。

（5）可促进β细胞再生，恢复胰岛功能，逆转糖尿病。

7.FMD饮食原理

2015年7月发表在《细胞代谢》杂志上的一项研究结果首次解读了FMD饮食在代谢类疾病管理中的作用机理与效果（图5-2）。

Randomized Controlled Trial > Cell Metab. 2015 Jul 7;22(1):86-99.
doi: 10.1016/j.cmet.2015.05.012. Epub 2015 Jun 18.

A Periodic Diet that Mimics Fasting Promotes Multi-System Regeneration, Enhanced Cognitive Performance, and Healthspan

图5-2 《细胞代谢》杂志发表的文章信息

受试者被随机分为两组,一组为FMD饮食,另一组为对照组。在FMD饮食实验组中,受试者每月连续5天实施FMD饮食,之后恢复正常饮食,持续3个月。对照组则一直采用正常饮食。在饮食前(基线)、第一个FMD饮食周期后(FMD饮食)和第3个周期后(FMD饮食-RF)的恢复期进行测量。

空腹血糖水平降低了$11.3\% \pm 2.3\%$($P < 0.001$；FMD饮食),第三个FMD饮食周期恢复正常饮食后,仍较基线水平低$5.9 \pm 2.1\%$($P < 0.05$)。这说明FMD饮食不仅有助于降低血糖水平,而且即使恢复正常饮食后仍能保持在较低的水平。

2017年发表在《细胞》杂志上的文章则利用糖尿病老鼠模型对FMD饮食在血糖和胰岛功能改善方面的作用进行了更深入的研究(图5-3)。

> Cell. 2017 Feb 23;168(5):775-788.e12. doi: 10.1016/j.cell.2017.01.040.

Fasting-Mimicking Diet Promotes Ngn3-Driven β-Cell Regeneration to Reverse Diabetes

图5-3 《细胞》杂志发表的文章信息

瘦素受体基因(Leprdb/db)点突变小鼠是常用的2型糖尿病模型,该基因突变导致胰岛素抵抗和晚期胰岛素分泌缺失。db/db小鼠在10周龄时出现高血糖,称之为基线(BL)。这伴随着最初补偿胰岛素抵抗的高胰岛素水平,随后在12周龄时由于胰岛素分泌下降而出现严重的高血糖。

研究发现,通过连续三次FMD饮食,每次4天,来治疗12周db/db小鼠(模拟晚期糖尿病)。3周治疗后,db/db小鼠血糖显著降低并恢复到接近正常水平(图5-8)。

FMD饮食逆转了FMD饮食治疗前胰岛素分泌水平的下降。因为使用的小鼠模型模拟的是晚期糖尿病的情况(β细胞大大减少),这一数据说明FMD饮食能以某种形式增加β细胞的数量,从而增加胰岛素的分泌。

稳态模型评估(HOMA)常用于评估β细胞的功能(%B)和胰岛素的敏感性(%S)。结果表明,β细胞功能(%B)的诱导增加,这应该也是血糖降低,胰岛素分泌增加的主要原因。

另外,越来越多的研究提出糖尿病与炎症有关。如果炎症水平降低,对于糖尿病的管理与胰岛功能的恢复应该会有帮助。血清C-反应蛋白(CRP)水平是炎症的标志物。2015年《细胞代谢》上的研究发现19名FMD饮食受试者中有8人CRP水平在基线时处于中度或高心血管疾病风险范围(水平分别高于1.0和3.0 mg/L)。其中7人在3个FMD饮食周期后,CRP水平恢复到正常范围(低于1.0 mg/L)。11名CRP水平低于基线1.0 mg/L的参与者,在试验结束时未观察到变化,说明FMD饮食可以有效地降低炎症水平。更为重要的是,即使恢复了正常饮食,实验组的CRP水平仍保持在低水平。

FMD饮食可以引起类似于长时间禁食所引起的代谢变化,在短短5天时间内,降低葡萄糖水平,减少胰岛素抵抗,恢复β细胞的功能。即使对于晚期糖尿病,也有显著改善作用。研究中同时提及了1型糖尿病,证实了FMD饮食可以从根本上增加β细胞的数量,恢复胰岛的功能,因此1型糖尿病也有望从根本上得以改善。

8.FMD饮食食谱与实施

FMD饮食需要执行5天,如果严格按照食谱执行,则每一天身体都会进入到特定的状态。

- 第1天:身体慢慢过渡到禁食状态。

- 第2天:进入消耗脂肪模式,产生酮体。

- 第3天:自噬启动。

- 第4天:细胞再生。

- 第5天:细胞再生继续。

在FMD饮食期间,一定及时监测血糖,调整用药量,以免出现低血糖的情况。开始两天,喜欢吃面食或者本身饮食习惯不良的(如吃饭快的)可能会不习惯,可以同时使用正念饮食。

一般到第3天，身体启动自噬作用，身体清理垃圾，会开始感觉很舒服，有的人觉得眼睛明亮了，疼痛减轻了，睡眠好了。每个人的感受会有所不同，但FMD饮食足够安全，因此不必担心有不良作用。

设计食谱的关键在于总热量和蛋白质的量要控制好。热量与人的身高、体格都有一定关系，下面的设计是针对多数人的，实施时可根据实际情况略做调整(表5-3)。

第1天热量控制在1000 kcal；第2天到第5天降到700 kcal左右，蛋白质控制在9%，碳水化合物控制在40%~50%，脂肪控制在51%~41%。

表5-3 FMD饮食食谱样板

组合	食材及重量
组合一	南瓜300g、扁豆角300g、西葫芦300g、冬瓜300g、椰子油40g
组合二	南瓜300g、菠菜300g、西葫芦300g、冬瓜300g、椰子油40g
组合三	南瓜300g、胡萝卜300g、圆白菜200g、西芹300g、椰子油40g
注意	如果用橄榄油或者亚麻籽油，直接把蔬菜做熟之后凉拌吃。

(二)可改善的1型糖尿病

1型糖尿病常规治疗方法为给药或注射外源性胰岛素，而胰腺和胰岛移植已经成为重建1型糖尿病患者正常血糖调节的有前景的治疗方法。然而，器官供体短缺、移植引起的并发症、费用高等问题大大限制了胰腺和胰岛移植的应用。

2016年，圣路易斯华盛顿大学和哈佛大学研究院的研究学者们，成功利用1型糖尿病患者自身的表皮细胞，通过体外诱导，形成能分泌胰岛素的β细胞。之后的五年，用干细胞来源的β样细胞或工程胰岛样细胞团块替代丢失的β细胞的研究不断发表。这些研究给1型糖尿病患者彻底恢复健康带来了希望。

增加β细胞数量的方法有以下3种。

◆ 促进现有胰岛β细胞的增殖。

1型糖尿病患者体内还存活20%～30%的胰岛细胞，可以使存活的细胞一个变两个，两个变四个。

◆ 诱导胚胎或多能干细胞分化成β细胞。

◆ 把非β细胞重新编程为β细胞：例如可以通过合适的转录因子来让其他细胞比如α细胞、δ细胞、胰管细胞或肠道细胞，重新编程变为β细胞。

近些年研究已经证实，体外动物和人体实验可以通过准确的适当的转录因子的表达达到定向分化的目的。但这种做法不仅成本高，而且操作过程复杂，风险高。

如果有一种饮食方式可以在体内促进干细胞的原位定向分化，则必然能解决之前遇到的种种问题。

该研究发现，在糖尿病动物模型和人胰岛细胞模型中，FMD饮食可以增加Ngn3的表达，诱导产生β细胞，恢复胰岛素的正常分泌，从而达到逆转糖尿病的目的。

文章中使用了1型糖尿病的动物模型来研究FMD饮食在刺激β细胞再生中的作用。在该模型中，高剂量链脲佐菌素(STZ)治疗导致胰岛素分泌β细胞衰竭。STZ处理导致非α/β细胞增加和分泌胰岛素的β细胞耗竭约85%。STZ处理后5天开始(基线)进行3个FMD饮食周期(FMD饮食4天后恢复正常饮食3天。结果每周接受一次FMD饮食的小鼠显示,β细胞显著增加,在第50天时,小鼠的β细胞恢复到接近正常水平。而对照组(被随意喂食常规食物的小鼠)的β细胞一直处于耗尽状态。这项研究说明FMD饮食可能介导了非α/β细胞向β细胞的转化。

因此,不管是体外动物实验还是人体实验,不论是1型还是2型糖尿病,通过FMD饮食,我们可以帮助糖尿病患者的血糖恢复正常,胰岛β细胞再生,胰岛素分泌恢复正常。

(三)妊娠期糖尿病

妊娠期糖尿病与2型糖尿病具有相似的发病机制,均与胰岛素抵抗和(或)胰岛β细胞功能不足密切相关。

妊娠期糖尿病可以通过在孕前检测时确定是否有胰岛素抵抗问题。如果有,则应该先通过FMD饮食进行调理,改善后再怀孕,这样将大大降低罹患妊娠期糖尿病的概率。

如果已经患上了妊娠期糖尿病,除了根据医生建议进行药物干预外,还可以使用FMD饮食进行调理。

(四)其他类型糖尿病

在其他类型糖尿病中,1.5型糖尿病应该引起所有人的关注。1.5型糖尿病又被称为成人迟发性自身免疫糖尿病,在我国占糖尿病发病率的10%，容易被误诊、漏诊，从而导致治疗方法不正确或者不及时，加重病情。近年来，随着实验室检测水平的提高及各级医生的重视，确诊的病例越来越多。

目前认为1.5型糖尿病其实质是由于免疫破坏胰岛 β 细胞引起的胰岛素缺乏性糖尿病。特点是，相对于1型来讲，由于其胰岛细胞破坏缓慢而延至成人25～34岁左右才发病；相对2型糖尿病，这类病人比较消瘦或者低体重，体重指数(BMI)＜21，一般发病半年后自发酮症酸中毒，磺脲类口服降糖药继发失效，空腹血C肽0.3nmol/L和(或)胰高糖素刺激后(或餐后2小时)＜0.6nmol/L。临床结合谷氨酸脱羧酶抗体(GADAb)、胰岛细胞抗体(ICA)及胰岛素自身抗体(IAA)联合检测，排除线粒体基因突变糖尿病及年轻的成年发病型糖尿病(MODY)的情况下，可以确诊为成人迟发性自身免疫糖尿病。这种糖尿病多发生于应激情况下，如严重感染，创伤后被迅速暴露出来。

临床建议是一旦确定应即刻应用胰岛素，加用免疫抑制剂，如小剂量的环孢素A或者雷公藤总苷片，目的在于阻止自身免疫介导的胰岛 β 细胞的损伤，促进胰岛修复，延缓胰岛素依赖阶段的出现，达到良好的代谢控制，减少慢性并发症。否则若再用刺激胰岛素分泌的磺脲类药物如达美康、格列吡嗪等，则可能彻底破坏残留的胰岛细胞，造成更严重的损害，所以勿用磺脲类降糖药治疗成人迟发性自身免疫糖尿病。

对于1.5型糖尿病，FMD饮食也是有效的。FMD饮食不仅可有效改善胰岛素敏感性，而且可以修复胰岛，增加胰岛β细胞，进而也许有机会逆转1.5型糖尿病。

五、总结

2020年4月，中国研究团队在国际顶级医学期刊BMJ在线发表中国最新糖尿病流行病学调查文章(图5-4)。

Prevalence of diabetes recorded in mainland China using 2018 diagnostic criteria from the American Diabetes Association: national cross sectional study

BMJ 2020 ; 369 doi: https://doi.org/10.1136/bmj.m997 (Published 28 April 2020)

图5-4　2020 BMJ 中国糖尿病流调

文章数据显示，根据美国糖尿病协会(ADA)诊断标准，中国成年人总糖尿病患病率为12.8%，糖尿病患者总数约为1.298亿人(男性为7040万，女性为5940万人)，糖尿病患者人数已经位居全球第一；糖尿病前期患病率为35.2%。

糖尿病已经成为严重危害国民健康并给社会带来沉重经济负担的重大公共卫生问题，防治工作迫在眉睫。

《健康中国行动(2019—2030年)》中就已经提出了明确目标，到2022年和2030年，18岁及以上居民糖尿病知晓率分别达到50%及以上和60%及以上。各级政府与卫生机构在健康教育方面已经做了大量的工作，糖尿病的药物治疗也有了稳定的进步，但是糖尿病的患病率仍然在持续升高。

虽然造成这种状况的原因很多，但是核心原因主要有两个。①干预方向错误：不论是药物治疗还是单纯以降低血糖为目标的饮食干预方法，都忽略了糖尿病发生的根本原因在于胰岛素，而不是血糖。以降低血糖为目标的方法不会彻底疗愈糖尿病，也就是说，一旦得了糖尿病，那就是一辈子的事情。糖尿病患病人数持续增加是必然结果。②干预方法效果不佳：如果以恢复胰岛功能作为目标的话，现有的干预方法有效的极少。没有有效的干预方法，自然谈不上有效防控。

要降低糖尿病的患病率，需要从糖尿病前期开始。糖尿病前期的主要病因是胰岛素抵抗。因此，改善胰岛素抵抗，提高胰岛素敏感性，降低HOMA是目标。

要降低糖尿病患病人数，则需要逆转糖尿病。因此，从根本上恢复胰岛 β 细胞的功能才能有效逆转。

根据前面的介绍，可以看出FMD饮食可以在短短5天时间内有效提高胰岛素敏感性，降低葡萄糖水平，增强自噬，清理受损的细胞，促进 β 细胞再生。因此FMD饮食不仅对2型糖尿病有效，而且对1型、1.5型、妊娠期糖尿病都有帮助。

同样重要的是，FMD饮食需要5天，对于饮食习惯改变不大，操作简单，执行容易。

第六章 高 血 压

高血压(hypertension)是指以体循环动脉血压(收缩压和/或舒张压) 增高为主要特征(收缩压 ≥ 140mmHg, 舒张压 ≥ 90mmHg), 可伴有心、脑、肾等器官的功能障碍或器质性损害的临床综合征。

高血压的主要作用器官是心脏和血管。在早期, 这些器官可能没有明显病理改变。然而, 长期的高血压会引起心脏左心室肥厚和扩大, 也会引起全身小动脉病变, 导致一些重要的器官, 如心、脑、肾等组织缺血和变性, 形成微动脉瘤。

在我国由心脑血管病事件引起的死亡占总死亡人数的45%。其中49%的冠心病和62%的卒中是高血压导致的。

2020年, 国际高血压学会(ISH) 发布的《ISH2020 国际高血压实践指南》(以下简称 "新指南"), 是继 1999 年和 2003 年与世界卫生组织(WHO)联合发布高血压指南以来首次单独发布。

一、《ISH2020 国际高血压实践指南》

新指南在高血压的定义上，提出连续测量2~3次诊室血压≥140/90mmHg即可诊断为高血压。如果诊室血压≥180/110mmHg，并有心血管损害的证据，则一次血压测量即可以诊断为高血压。但如果不是，则强调最好1~4周内进行2~3次随访。这样的建议使高血压诊断思路更加清晰明确。

新指南在高血压分类上提出了更加简化的方法。诊室血压<130/85mmHg统一定义为正常血压，将130~139/85~89mmHg定义为正常高值血压。新指南采用1级和2级高血压的两级分类法，即1级高血压是指诊室血压在140~159/90~99mmHg，2级高血压是指≥160/100mmHg的血压水平。

新指南在高血压诊断方式上，仍然坚持诊室血压测量是高血压诊断和随访的基础，但无人值守血压测量(AOBP)或家庭自测血压(HOBP)的测量方式为最佳推荐。因为AOBP和HOBP具有重复性好、使用方便、有利于白大褂高血压和隐蔽性高血压的鉴别等优点，因此如果血压值在1级高血压范围内，建议通过AOBP或HOBP进行确认。

新指南在高血压治疗建议上，强调"改善生活方式也是第一线的降压治疗手段"，强调生活方式干预与药物治疗并重。新指南中不仅涵盖了"六部曲"，还特别强调了几点我国指南中没有涉及或没有明晰的内容。

(1)健康饮料的选择：适量的咖啡、绿茶、红茶、草本茶、甜菜汁、石榴汁和可可等。

(2)酒精摄入量的差别：日均酒精摄入量男性为2个标准单位(10g酒精/标准单位)，女性为1.5个标准单位，男性标准低于我国现标准，女性与我国现标准持平(我国日均酒精摄入量男性≤25g，女性≤15g)。

(3)减轻体重的指标：除我国使用的BMI和腰围两个评估指标外，新指南中新增"腰围/身高比＜0.5"也适用。

(4)阻力运动的频度：建议每周2～3次的阻力训练，有助于血压的控制，与2018 ESC指南相一致。

(5)替代性或传统治疗的意见：我国民间仍有采用"罗布麻片""芹菜汁""玉米水"等方法来降压，未经循证医学论证，不做推荐。

(6)空气污染和低温暴露：我国指南认为空气污染是近年来影响血压水平的危险因素。新指南中揭示空气污染问题，但未能进一步明确如何从生活方式中进行调整。

鉴于全球气候差异较大，新指南强调了"血压的季节性变化"，认为气温升高时血压降低，气温降低时血压升高，据此可以调节降压药物的剂量。我国南北之间气温差别很大，血压的季节性变化也大，对不同区域的高血压患者的管理，要兼顾季节交替的温度因素，适时调整降压药物剂量。

新指南将高血压的药物治疗分为"基础方案"和"最佳

方案"两个层次以供不同医疗资源地区采用。新指南建议对于1级高血压组(140～159/90～99mmHg),如合并CVD、CKD、DM和HMOD的患者,立即启动药物治疗,反之则建议生活方式改善3～6月后再做评估;对于2级以上高血压组(≥160/100mmHg),立即启动药物治疗。

二、高血压的流行病学调查

2021年8月25日,由非传染性疾病风险因素合作计划撰写的论文刊载于《柳叶刀》杂志,题为"1990年至2019年全球高血压流行趋势以及治疗和控制进展情况:对1201项具有人口代表性(1.04亿参与者)的研究项目的汇总分析"。数据来自1201项研究,研究项目涵盖184个国家30～79岁1.04亿参与者的血压测量和血压治疗数据。高血压的定义是收缩压≥140 mmHg,舒张压≥90 mmHg,服用高血压药物。研究发现,在过去30年中,30～79岁高血压成年人人数从6.5亿增加到12.8亿。其中将近一半人不知道自己患有高血压。2019年,10亿多高血压者(占全球高血压者总数的82%)生活在低收入和中等收入国家(图6-1)。

> Lancet. 2021 Sep 11;398(10304):957-980. doi: 10.1016/S0140-6736(21)01330-1. Epub 2021 Aug 24.

Worldwide trends in hypertension prevalence and progress in treatment and control from 1990 to 2019: a pooled analysis of 1201 population-representative studies with 104 million participants

图 6-1 在《柳叶刀》杂志上发表的高血压流调的文章信息

2014年，中国团队在美国《高血压》杂志上发表了一篇流行病调查报告，涉及不同性别、南北不同地区、城市和农村不同城区，参加人数高达50171名(图6-2)。

> Am J Hypertens. 2014 Nov;27(11):1355-61. doi: 10.1093/ajh/hpu053. Epub 2014 Apr 3.

Prevalence, awareness, treatment, and control of hypertension in China: results from a national survey

图 6-2 中国团队在美国《高血压》杂志上发表的高血压流调数据

调查结果如下：

◆ 高血压平均患病率29.6%。

◆ 18～44岁患病率远远低于45～59岁和60岁以上的人。

◆ 18～44岁平均患病率在17.5%，其中男性平均患病率(20.6%)远高于女性(14.3%)。

◆ 60岁以上平均患病率高达58.2%,男性和女性患病率相当。

◆ 对于18～44岁年轻人来说，平均患病率南北有差异，北方(20.9%)要高于南方(14.0%)。

◆ 在18～44岁和45～59岁两个年龄段，农村(18.7% &

41.4%)患病率高于城市(14.0% & 36.7%),可能是跟一些生活习惯有关。

根据国家心血管病中心发布的《中国心血管病健康和疾病报告2019》,中国心血管病现患病人数3.30亿,其中高血压2.45亿。9个省(2011年增至12个省)≥18岁成年人的血压正常高值年龄标化检出率从1991年的23.9%增加到2011年的33.6%。

三、高血压风险因素分析

1900年时,约有5%的人血压值大于等于140(伸缩压)/90(舒张压)mmHg。

1939年时,约有10%的人患病。

如今:中国成人患病率已经超过30%。

这些数据说明高血压不是遗传性疾病。也许有的基因会增加罹患高血压的风险,但没有必然的因果关系,因此高血压与环境因素关系更为密切(如饮食、压力等)。

根据现有的研究,导致高血压最常见的原因如下:①高钠饮食。②高果糖饮食。③胰岛素抵抗。④长期精神紧张。⑤缺乏运动。

(一)高钠饮食与限盐

世界各国在食品工业上的减盐行动早已开始。1979年芬兰就开始采取减盐行动,通过设置高钠和低钠等标志的方法,将国民的盐摄入量从1972年的14 g降低到2002年的9 g以下，随之而来的是，该国高血压发病率和脑卒中死亡率都有所下降，成效非常明显。英国是2003年开始对含盐加工食品进行的改良，五年内超市里加工食品含盐量降低了20%～30%，四年间国民摄入的盐量从9.5 g降到8.6 g。此外，加拿大、日本、南非、阿根廷、巴拉圭、保加利亚、希腊、荷兰、匈牙利、葡萄牙等国都开展了减盐行动。

我国高血压人群中约70%是盐敏感型高血压。因此限盐有助于降低高血压的发生。

早在2010年，我国就开始进行《中国减盐行动〈2010—2020行动计划〉》。这项由中国疾病预防控制中心启动的行动，计划在10年内，将中国居民每天盐的摄入量减少3 g。《中国居民膳食指南科学研究报告(2021)》指出，目前我国家庭烹调用盐的摄入量为平均每人每天9.3g，呈现逐年下降的趋势，说明大家对高盐饮食有害健康的认知越来越强，开始有意识地减少盐的摄入。但实际情况却是中国的高血压患病率并没有降低。

导致这种状况的原因主要有两点：

(1)"钠"才是导致血压升高的罪魁祸首，限制钠的摄入更为重要。之前加工食品吃得少，钠的主要来源是食盐(氯化钠)，因此为了理解方便，在科普时常常提到的是限盐。但如今加工食品越来越多，食盐不一定是人体获取钠的主要来源。味精、酱油、汤料包、辣椒酱、豆瓣酱等也含有大量的钠；熟食、面包、三明治、奶酪、罐装食物等吃起来不太咸的常见食物，也可能会含有大量的钠；制作面条时，为使面条更加柔软，也会加入大量的钠。预包装和加工食品通常含钠量很高，因此要多关注食品标签，确认含钠量，控制加工食品钠的摄入。此外，也要注意辨别一些具有迷惑性的宣传语，如"无盐"或"不加盐"并不等于"无钠"，"低钠"是指"不超过140mg"等。学会阅读食品标签，不要让自己摄入过量钠而不自知。

(2)限制钠的摄入很重要，促进钠的排出同样重要。研究发现中国代谢综合征(核心原因为胰岛素抵抗)发病率已经高达1/3。在代谢综合征患者中，胰岛素抵抗会导致钠滞留，对于这个群体来说，需要改善胰岛素敏感性才能有效地降低血压。

减少钠摄入的建议如下。

(1)减少烹饪用盐量。

(2)少吃高盐调味品和加工食品。

(3)利用天然食材调味。

(4)采用富钾低钠盐：伴有肾功能不全的患者应慎用。

(二)高果糖饮食

通过多年的科普，公众对于高钠与高血压的关系已经比较了解了。但是对于高果糖(如含糖饮料)与血压的关系却知之甚少。2010年的一项研究发现果糖在升高血压方面比盐更快。高果糖饮食24小时动态血压是7mmHg／5mmHg，而高钠饮食

24小时动态血压值是4mmHg/2mmHg。

2010年另一项研究则发现，以添加糖形式摄入的高果糖与较高的血压水平独立相关。

2016年研究发现如果一天摄入超过77g的果糖(约2.5罐含糖饮料)，血压高于160mmHg／100mmHg的风险会增加77%。

果糖摄入量的增加与高血压发病率的增加相匹配，引起了公共健康专家的关注。在这个阶段，果糖诱导高血压的机制还没有被完全描述，我们的大部分知识来自动物模型。动物研究表明，高果糖饮食会上调钠和氯的转运蛋白，导致盐过载，从而导致血压升高。过量的果糖还被发现可以激活血管收缩剂，抑制血管扩张剂，并过度刺激交感神经系统。

到目前为止，已经超过17项研究发现尿酸升高和高血压直接相关。如果有高尿酸问题，还伴有高血压，可以考虑高血压是否跟果糖有关。

◆ 果糖和酒精一样，可以在肝脏快速转换成脂肪，进而导致非酒精性脂肪肝。而且果糖可以在几分钟之内转化成尿酸，尿酸会抑制一氧化氮产生，一氧化氮水平降低会直接导致血压升高。一氧化氮在血管舒张和维持血管弹性起着非常重要的作用。如果是低钠高钾、低醛固酮(主要起调节电解质的作用，能控制电解质的代谢，使细胞外液的钾浓度增加，钠浓度降低)，血管会处于比较放松的状态；如果是高钠低钾、高醛固酮，则血管会处于比较紧张的状态。

◆ 果糖与盐协同作用，促进血压升高。

动物研究发现果糖使大鼠对盐敏感，并与高盐饮食结合，导致钠潴留、血压升高和肾一氧化氮可用性受损。20%果糖或高盐饮食对收缩压没有影响。但20%果糖+高盐使收缩压从125 mmHg±1 mmHg增加到140 mmHg±2 mmHg（$P < 0.001$）。果糖+高盐组的累积钠平衡大于高盐组和葡萄糖+高盐组[(114.2 mmHg±4.4)vs(103.6±2.2)和(98.6±5.6)mEq/Day19；$P < 0.05$]。果糖+高盐组的钠排泄量低于仅高盐组(5.33±0.21 mmol/24 h vs 7.67±0.31 mmol/24 h；$P < 0.001$)。高盐组一氧化氮排泄量为(2935±256)μmol/24 h，20%果糖+高盐组减少40%[(2139±178)μmol/24 h；$P < 0.01$]。

果糖可通过多条途径导致血压的升高。如果想有效防控高血压，一定要注意果糖的摄入。

建议：①不喝含糖饮料。②注意阅读标签，注意含糖量。③控制水果的摄入量。

（三）胰岛素抵抗

在有胰岛素抵抗的肥胖受试者中，高胰岛素促进钠的重吸收，降低了尿钠排泄，导致钠滞留，从而引发高血压。

高胰岛素会激活交感神经，交感神经兴奋会使血管收缩，血压也会升高。

当身体处于胰岛素抵抗的时候,会促进镁离子随尿液排出而导致镁不足,镁不足会导致胰岛素敏感性降低,胰岛素抵抗进一步恶化,结果引发钠滞留,导致血压升高。

(四)压力

压力是导致高血压的一个重要因素。压力大可造成神经和内分泌功能紊乱,交感神经兴奋增加,促进肾上腺素和去甲肾上腺素的分泌,从而造成外周血管收缩,血管阻力增大,导致高血压。同时,压力大易养成不良生活习惯,如吸烟酗酒、饮食不规律、高盐高脂饮食、熬夜、睡眠不足等。

管理压力有助于高血压的管理。

尤其是对于没有胰岛素抵抗的人来说,压力很可能是血压升高最核心的因素。

管理压力的方法有很多,常见的建议如下。

(1)正念生活:把正念引入到饮食或者呼吸训练,学会活在当下,会大大减少压力对身体产生的影响。例如,不少人一想到孩子学习不好,将来会考不上大学就开始焦虑担心,血压升高。但如果学会了正念生活,这种对未发生事件的担心就会大大降低,压力也就减少了。

(2)运动:运动是非常好的减压方法,而且还有诸多其他健康益处。可以全家或者与同事一起进行团体运动。

(3)音乐:音乐是很好的疏解压力的方法。

(4)呼吸训练或者瑜伽。

(五)缺乏运动

现代人缺乏运动,经常久坐不动的生活方式与慢性疾病的流行密切关联。因此运动是高血压管理中不可缺少的一环。

如果不喜欢慢跑这样的有氧运动,可以选择八段锦或者HIIT这样时间短见效快的方法。

四、高血压管理

虽然高血压诊断简单,用低成本药物治疗相对容易,但全球高血压管理进展缓慢,绝大多数高血压患者仍未得到治疗,在低收入和中等收入国家实施管理存在很大劣势。

高血压应该及时进行管理,否则会出现以下情况。

◆ 高血压会导致血管损伤,造成动脉硬化甚至心衰或心梗。

◆ 持续高血压会导致有丰富血管的肾脏不能有效过滤血液,引发体液滞留,导致水肿。如果钠滞留,又会加剧高血压的发生和发展。

◆ 高血压会造成心脏工作效率降低,心肌变厚,限制血流,造成心衰。

◆ 高血压会增加尿钙含量,造成钙流失过多,导致骨质疏松。

(一)药物治疗

高血压患者的降压治疗与控制,主要依靠降压药物。目前有五大主流降压药物,根据其英文缩写,可以总结记忆成ABCD

四个字母(表6-1)。

针对单纯性高血压,因年龄段的不同,首选的降压治疗方案也存在不同。

老年人(≥65岁)高血压常见收缩压(高压)升高和脉压(高压和低压之差)增大,血压波动较大,易发生直立性低血压和餐后低血压。该类患者优先选用B类药或C类药。

表6-1　常用高血压药物

代表字母	药物分类	常用代表药物
A	血管紧张素转换酶抑制剂	卡托普利、贝那普利、依那普利、雷米普利、赖诺普利
	血管紧张素受体拮抗剂	氯沙坦、缬沙坦、厄贝沙坦、替米沙坦、奥美沙坦、坎地沙坦
B	β受体阻滞剂	美托洛尔、比索洛尔、卡维地洛
C	钙离子通道拮抗剂	氢氯噻嗪、硝苯地平、非洛地平
D	利尿剂	氢氯噻嗪、吲达帕胺、呋塞米

中青年(18~65岁)高血压多不典型,轻度高血压居多,以舒张压(低压)升高为主,合并有肥胖及各种代谢(如血脂异常、高尿酸及高血糖)异常比例高,家庭自测血压比例低,治疗依从性差,血压控制率低。该类患者优先选用A类和B类药物,其中B类主要用于心跳增快(>80次/min)的患者。

儿童及青少年(1~18岁)高血压在合并某些慢性疾病包括肥胖、睡眠呼吸障碍、慢性肾病和早产儿的人群中患病率较高。目前对于儿童高血压最佳的初始药物治疗方案尚未达成共识。针对儿童及青少年的药物选择应权衡疗效与副作用,首选长效的、可一天一次使用的药物，增加用药依从性。2017年《美国儿科学会实践指南》推荐的可供选择的药物包括A类、C类或D类。需要注意的是，D类药物中的氢氯噻嗪可以影响血中葡萄糖的代谢，对于肥胖或超重的患儿可能会增加其发生糖尿病的风险，应谨慎使用。

如果想要了解更多，可以参考2021年发布的《世卫组织成人高血压药物治疗指南》(图6-3)。

对于大部分高血压患者来说，药物干预并不是必需的。因为他们的血压并没有超出正常值很多，即使在突然的激动或兴奋状态下，一般也不会立即出现心梗等重大突发疾病问题。

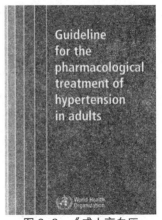

图6-3 《成人高血压药物治疗指南》

◆ 约有42%的高血压患者，仅仅需要降压大约5 mmHg，便可以达到目标血压值。而如果要降低这5 mmHg，完全可以通过食疗方法或者简单的运动方式就可以控制血压。

◆ 临床研究表明：收缩压降低10 mmHg，舒张压降低5 mmHg，脑卒中的风险就会降低40%到～50%，而且冠心病发生风险降低15%～20%，心力衰竭发生风险减少50%。

◆ 收缩压每下降2 mmHg,缺血性心脏病死亡率会下降7%,中风死亡率下降10%。

(二)得舒饮食

得舒饮食(DASH)是dietary approaches to stop hypertension这串英文的缩写,意思是"停止高血压的饮食法"。而中文名则是英文缩写的音译。得舒饮食是由1997年美国国立卫生研究院的一项大型高血压防治研究发展出来的饮食。根据美国心肺和血液研究中心资料显示,得舒饮食有助于预防或控制高血压。2018年1月,它在美国新闻与世界报道中被选为第一名的"最佳饮食""最佳健康饮食""最佳心脏健康饮食"。

1.得舒饮食的作用机制

◆ 高钾:钾为细胞内含量最高的矿物质,它有拮抗钠离子、改变对盐敏感性的作用,在蔬果、奶类中含量丰富。

◆ 高镁:镁参与身体许多酵素功能;丰富的镁能改善胰岛素敏感度。蔬菜、水果为其主要来源之一,含麸皮及胚芽的全谷类(如糙米、燕麦、麦片、荞麦)中镁的含量也高。

◆ 高钙:首先钙质丰富食物,主要为低脂奶或脱脂奶类,其次是豆干、深绿色蔬菜、海菜类、带骨小鱼,其钙质含量也很丰富。

◆ 高膳食纤维:可阻断单糖快速吸收进入血液循环中,改善胰岛素抗性的体质。纤维丰富食物包括蔬菜、水果、全谷类、根茎类(如萝卜、菜心、芋头)。

◆ 饱和脂肪酸节制：饱和脂肪酸摄取过多，会提高内生性胆固醇，促进动脉硬化。在食物选择上，奶类选用低脂或脱脂奶，内脏类食品降低食用次数及频率，肥肉、猪油少摄食。

◆ 不饱和脂肪酸丰富：可拮抗饱和性脂肪作用，主要来源为种子/坚果及植物油。

2.临床试验

1997年发表在《新英格兰医学》杂志上的一篇研究证实了得舒饮食(也是第一次确定得舒饮食的饮食原则)在降低血压方面的效果。参与者随机分为实验组和对照组，干预时间为8周。结果显示：①133名高血压受试者中(收缩压，≥140 mmHg；舒张压，≥90mmHg；或两者皆有)，实验组的收缩压和舒张压分别降低了11.4 mmHg和5.5 mmHg($P <$0.001)；②326名无高血压的受试者中，实验组的收缩压和舒张压分别降低了3.5 mmHg($P <$0.001)和2.1 mmHg(P=0.003)(图6-4)。

2001年研究则发现，与高钠对照组饮食相比，低钠得舒饮食可使无高血压受试者的平均收缩压降低7.1 mmHg，高血压受试者的平均收缩压降低11.5 mmHg。

Clinical Trial > N Engl J Med. 1997 Apr 17;336(16):1117-24.
doi: 10.1056/NEJM199704173361601.

A clinical trial of the effects of dietary patterns on blood pressure. DASH Collaborative Research Group

图6-4 《新英格兰医学》杂志发表的文章信息

研究发现得舒饮食之所以有这样的效果，原因如下：

◆ 得舒饮食通过摄入富含钙和钾的食物,可促进尿钠排泄,起到类似利尿剂的作用。

◆ 得舒饮食可同时降低血压、总胆固醇和同型半胱氨酸。

◆ 得舒饮食可增强血管紧张素受体拮抗剂降压效果。

2021年来自哈佛医学院的一项研究发现,得舒饮食(DASH)联合低钠饮食可以改善亚临床心肌损伤。

此外,研究结果显示:①DASH饮食降低了18%的hs-cTnI(高敏肌钙蛋白I,心肌损伤指标),降低了13%的hs-CRP(超敏C-反应蛋白,炎症指标),而没有明显改变NT-proBNP(N末端B型利钠肽前体,心肌压力指标),因此,DASH饮食似乎能改善心肌损伤和炎症,但对心脏压力没有影响。②低钠饮食降低了19.2%的NT-proBNP,但并未影响hs-cTnI水平,同时增加了8.8%的hs-CRP水平。这表明低钠饮食降低了心脏压力,但轻度增加了炎症水平。③DASH联合低钠饮食降低了20.1%的hs-cTnI和22.9%的NT-proBNP,但对hs-CRP影响不显著。因此,DASH饮食和低钠饮食相结合可以改善心脏损伤和压力,而并不降低整体炎症水平。

3.得舒饮食的实施原则

◆ 选择全谷根茎类:至少2/3的全谷类。

◆ 天天5+5蔬果:每天摄取5份蔬菜、5份水果。

◆ 选择低脂奶:每天摄取2份低脂奶或脱脂奶。

◆ 红肉改白肉。

◆ 吃坚果，用好油：每天1份(约10 g，可食部分)。

(三)FMD饮食

相信很多人会问，得舒饮食如此有效，为什么没有大规模推广，又为什么高血压患病人数不降反升？

其实原因很简单。如果认真阅读过得舒饮食原则和食谱的人都会发现，得舒饮食看似简单，但实际上对很多现代人来说，仅仅每天摄入足够的蔬菜水果就不容易做到，更不用说，全谷物与低脂饮食也不容易做到。

与得舒饮食相比，FMD饮食的优势有二。①见效较快。短短5天的时间，部分患者就有病情缓解效果。FMD饮食对于有胰岛素抵抗的高血压患者尤其有效。②执行易。因为无须长期执行，因此下决心执行相对容易。

1.作用机理

◆ 促进钠排出：利尿剂。5天FMD饮食中，并没有对盐有量的控制。但是根据FMD食谱，盐的摄入量自然会降低很多。随着胰岛素的改善，镁的流失也会减少，会促进钠的排出，也可以起到利尿剂作用。

◆ 改善胰岛素抵抗：针对糖尿病等代谢综合征问题，FMD饮食可以改善胰岛素抵抗。如使用得舒饮食，未必会对代谢综合征有根本性的改善。

◆ 减少炎症：逆转血管内皮功能障碍，恢复血管健康。

2. 改良版FMD

为了更有效地改善血压，可以在传统的FMD饮食基础上进行改良，具体建议如下。

◆ 改良版FMD饮食限制果糖。

◆ 减少盐的摄入。

◆ 增加钾的摄入，选择含钾多的蔬菜。

◆ 5天FMD饮食之后采用得舒饮食，效果可能会更理想。

◆ 可以补充精氨酸，升高体内一氧化氮。

◆ 补充叶酸等B族维生素，让血糖降得更快一点，一氧化氮升得更多一点。

第七章　心血管疾病

2021年，中国心血管健康与疾病报告2020编写组在《中国心血管杂志》上发表了最新的数据。

中国心血管疾病患病率处于持续上升阶段。推算心血管疾病现患人数3.3亿人，其中脑卒中1300万人，冠心病1139万人，心力衰竭890万人，心房颤动487万人，肺源性心脏病500万人，风湿性心脏病250万人，先天性心脏病200万人，下肢动脉疾病4530万人，高血压2.45亿人。

目前，中国心血管疾病死亡占城乡居民总死亡原因的首位，农村为46.66%，城市为43.81%，心血管疾病给居民和社会带来的经济负担日渐加重。

根据《中国卫生健康统计年鉴2019》，2018年中国城市居民冠心病死亡率为120.18/10万，农村居民冠心病死亡率为128.24/10万。2002—2018年急性心肌梗死(AMI)死亡率总体呈上升态势，自2012年开始农村地区AMI死亡率明显升高，并于2013年起持续高于城市水平。

心血管疾病高危人群早期筛查与综合干预项目(China

PEACE)对中国大陆31个省、自治区、直辖市随机抽样确定了162家二、三级医院,入选13815份研究病历,发现在2001—2011年因AMI住院的患者中,ST段抬高型心肌梗死(STEMI)占86.8%,因STEMI住院患者的人数增加了3倍。China PEACE前瞻性队列研究显示,2.5%的AMI患者在出院后1年内心肌梗死复发,其中出院后1个月内复发率为35.7%。AMI患者的1年病死率为28%,而复发心肌梗死患者的病死率高达32.1%。

一、心血管疾病风险因素

广义心血管疾病往往指的是因动脉粥样硬化而发生的心脑外周血管病,也就是身体上大中动脉发生了动脉粥样硬化,由此引起血管的狭窄堵塞而导致的临床后果,叫动脉粥样硬化性心血管疾病。包括心血管疾病、脑血管疾病、外周血管疾病,更具体一点,包括冠心病、心肌梗死、心力衰竭、脑卒中等,有些患者可能走起路来感到腿疼,经检查有下肢血管的狭窄闭塞,这样的疾病通称为动脉粥样硬化性心血管疾病,也就是广义的心血管疾病。

心血管疾病的风险因素如下。

■ 高血压。

■ 高血脂。

■ 高血糖。

■ 肥胖。

■ 吸烟。

■ 睡眠障碍。

■ 压力。

(一)高血压

长期高血压可使动脉血管壁增厚或变硬，管腔变细，进而影响供血。高血压可使心脏负荷加重，易发生左心室肥大，进一步导致高血压性心脏病、心力衰竭。高血压加快动脉硬化过程，内皮细胞受到损伤，血小板易在伤处聚集，又容易形成血栓，引发心肌梗死或脑梗死。高血压通过血管紧张素 II 介导的机制导致血管炎症。血管紧张素 II 刺激内皮细胞、血管平滑肌细胞和巨噬细胞产生致动脉粥样硬化介质，包括促炎细胞因子、超氧阴离子、致血栓因子、生长因子和凝集素样的氧化LDL受体。

(二)高血糖

糖代谢异常本身是心血管疾病的一个危险因素。高血糖会造成血管内膜的损伤。血管内膜损伤以后，血液中含有的血脂成分尤其是胆固醇，会通过损伤的血管内膜进入血管壁，在里面形成动脉粥样硬化的斑块。这种斑块会越长越大，使血管出现狭窄甚至闭塞的状况，从而造成冠心病甚至心肌梗死的情况发生。

(三)高血脂

在所有心血管疾病风险因素中，高血脂应该是普及度最高，也最受重视的一个。高血脂会增加冠心病、动脉硬化、高血压、肥胖、糖尿病、胆结石、脂肪肝的风险。血脂检测项目中，基本的检测指标包括总胆固醇(TC)、高密度脂蛋白胆固醇(HDL-C)、低密度脂蛋白胆固醇(LDL-C)及甘油三酯。在这些血脂项目中，LDL-C被称为"坏胆固醇"。"坏胆固醇"水平升高，会损伤血管，使血管壁上形成脂质斑块，也就是常说的动脉粥样硬化。随着斑块的增大，血管逐渐狭窄，从而引发心脑血管疾病。更危险的是有些斑块就像"不定时炸弹"一样处于不稳定状态，一旦破裂产生血栓，会在短时间内栓塞血管，导致急性心肌梗死和脑梗死，患者若治疗不及时则在短时间内就会丧失生命。血脂异常是动脉粥样硬化性心血管疾病重要的危险因素。降低低密度脂蛋白胆固醇水平，可显著减少其发病及死亡危险。其他类型的血脂异常如甘油三酯增高或高密度脂蛋白胆固醇降低与发病危险的升高存在一定的关联。

(四)肥胖

肥胖是很多慢性疾病的风险因素。在心血管疾病发生过程中，肥胖会导致炎症反应增加，一氧化氮减少，血管内皮细胞受损，导致动脉硬化。

(五)吸烟

吸烟有害健康。在每天吸烟20支以上的人中，其冠心病的发病率为不吸烟者的3.5倍，冠心病的死亡率为不吸烟者的6倍。

吸烟,包括被动吸烟,会使血小板反应性增强(可能会促进血小板血栓形成)、血浆纤维蛋白原水平和血细胞比容增高(增加血黏度)。吸烟增加LDL,降低HDL。研究发现停止吸烟后1个月内HDL增加$6 \sim 8mg/dL(0.16 \sim 0.21mmol/L)$。

(六)睡眠障碍

动物研究发现睡眠障碍会导致下视丘分泌素(在代谢、睡眠、食欲中都起着重要作用的激素)减少。人体研究则发现血浆下视丘分泌素含量的减少与心肌梗死、心力衰竭和肥胖的风险升高有关。

(七)压力

压力会导致交感神经系统活性增加,副交感神经系统被抑制,从而导致血压升高,血糖、血脂代谢紊乱,心血管疾病风险增加。

二、心血管疾病的发病机制

通过多年的科普,公众对于血脂高的危害有了充分的认知。但实际上,近些年的研究表明,血脂异常其实是非常复杂的问题,胆固醇并不像大家一直认为的那样是导致心血管疾病的凶手。降脂药的危害也许远超过其益处。炎症才是心血管疾病发生的根本原因。

(一)胆固醇学说

安塞尔·凯斯(Ancel Keys)是明尼阿波利斯市明尼苏达大

学(University of Minnesota)的生理学家。第二次世界大战后，许多当地的企业主管因突发心脏病而死亡。为了找出原因，凯斯对286名中年商人进行了测试，发现他们的血液中胆固醇含量很高。于是他很快得出结论，胆固醇的积聚是这些商人心脏病发作的主要原因。1952年凯斯的意大利之行让他进一步提出高脂肪饮食导致血液中胆固醇含量升高，进而导致心脏病的理论。凯斯的理论对美国最杰出的心脏病专家保罗·达德利·怀特医生来说，很有吸引力。怀特和凯斯一样，开始相信意大利人的简单饮食是他们抵御心脏病流行的关键。

作为国际心脏病学会(International Society of Cardiology)的主席，怀特在1954年的国际会议上，与凯斯一起向参加会议的1200名医生陈述了他们的观点。他们报告说，在意大利南部的一家医院，由于当地高脂肪饮食很少见，只有2%的死亡是由心脏病引起的，而在波士顿怀特所在的医院，心脏病导致了20%的死亡。之后，主流媒体站在了凯斯和怀特一边。《纽约时报》报道称，世界各地的专家一致认为，富裕国家特有的高脂肪饮食与动脉硬化和退化有关。《新闻周刊》的报道更为直接，它的标题是"脂肪是恶棍"。1955年9月24日凌晨，64岁的美国总统艾森豪威尔(Dwight Eisenhower)在科罗拉多州丹佛市岳母家中突发心脏病。怀特从波士顿赶到艾森豪威尔家中进行治疗。在治疗期间，他利用定期的新闻发布会警告美国人"这种疾病已经成为美国最严重的流行病"。总统回到白宫后,怀特在报纸上发表了一篇关于艾森豪威尔心脏病发作的"反思"的文章。他说,尽管担任总统是一个压力很大的工作,但导致心脏病发作的动脉堵塞与压力没有什么关系。怀特的文章发表后的第2天,《时代周刊》(Time)在一篇关于"美国头号杀手"心脏病的封面故事中特别提到了凯斯。它说,动脉粥样硬化是"真正的麻烦",它以特殊的频率攻击冠状动脉。

在很大程度上,多亏了怀特,凯斯才得以获得政府对这一项广泛研究的支持,这项研究旨在反驳反对他的理论的人。与此同时,凯斯和他的妻子写了一本书——《吃得好,保持好》(Eat Well and Stay Well),教美国人如何通过烹饪地中海地区人们喜欢的健康食品来减少胆固醇摄入量。凯斯说,这本书的主要目的是要向胆固醇宣战,开篇的一章以简单、直接的方式讲述了最近发现的脂肪差异:一方面,"硬"脂肪——如黄油、猪油、奶酪和以猪油为基础的人造黄油——是"饱和"的,导致血液中胆固醇水平高,"很可能"沉积在冠状动脉中。另一方面,在室温下呈液态的脂肪,如玉米油和棉籽油,是"不饱和脂肪",因此"更受青睐"。

1960年12月下旬,美国心脏协会AHA(American Heart Association)让凯斯起草一份声明,称减少饮食中饱和脂肪的含量是"预防动脉粥样硬化、降低心脏病和脑卒中风险的一种可能方法"。不过AHA也要求凯斯在声明中明确"这一因果关系尚未得到最终证明"。但在之后的媒体报道中,却变成了:十个医生中有九个承认了这种因果关系,而且认为减少胆固醇是一个好主意。

在美国心脏协会发表声明一周后,《时代周刊》的封面文章介绍了凯斯与他的理论。《时代周刊》称:"导致美国头号杀手——冠状动脉疾病的罪魁祸首是饮食中的饱和脂肪,因为它提高了血液中的胆固醇水平。"

凯斯的理论引发了"胆固醇战争"。胆固醇战争围绕着两个问题展开:第一,血液中胆固醇水平高会导致心脏病发作吗?第二,如果这是真的,高胆固醇水平是否可以通过低脂饮食来降低? 到1970年,许多医学研究机构都赞同第一个提议。但支持第二种观点的人发现没有确凿的证据。

1956—1976年,人均黄油消费量下降了一半以上,鸡蛋消费量下降了1/4以上。1966—1976年,植物油的消费量增长了50%以上。考虑到国民饮食中核心食物的消费通常变化缓慢,这些数据令人印象深刻。

1976年,恐油者把美国政府拉到他们一边,取得了决定性的胜利。参议院营养委员会开始就"与致命疾病相关的饮食"举行听证会。该委员会主席、民主党参议员乔治·麦戈文(George McGovern)和该委员会资深共和党成员查尔斯 · 珀西(Charles

Percy) 都已经是饮食-心脏理论的皈依者。委员会的偏见在一开始就暴露了出来, 他们宣称全世界 98.9% 的营养研究人员相信血液胆固醇水平与心脏病之间存在联系。在仅仅两天的听证会之后, 前工党记者尼克 (Nick motern) 被指派撰写委员会的报告。尼克没有接受过任何科学培训, 却崇拜凯斯。研究结果《美国人的饮食目标》(*Dietary Goals for Americans*) 呼吁美国人增加碳水化合物的摄入量, 减少 25% 的脂肪摄入量。饱和脂肪的减少更多, 超过 1/3, 主要是通过减少红肉的摄入。

1984 年, 在美国心脏协会的支持下, 美国国立卫生研究院发起了一项全国胆固醇教育计划, 提出胆固醇是冠心病的主要诱因, 说服美国人大幅减少胆固醇的摄入量。

1987 年和 1988 年, 美国心脏协会和美国科学院, 美国卫生部, 国家心脏、肺和血液研究所, 国家癌症研究所, 美国农业部, 疾病控制中心, 美国医学会, 美国饮食协会都"敦促两岁以上的美国人继续限制低脂饮食, 希望能预防冠心病"。美国心脏协会和卫生局敦促食品加工商生产更多低脂食品来帮助解决问题。

1988 年 7 月, 美国卫生部长埃弗雷特·库普 (C. Everett Koop) 发表了一份长达 700 页的报告, 强烈建议美国人戒掉脂肪。美国心脏协会主席说, 如果每个人都按照他的建议去做, 动脉粥样硬化将在 2000 年被"征服"。

1988 年 12 月,《时代周刊》发表了一篇长篇封面文章, 引用美国心脏协会主席的话说,"超过一半的成年人"可以通过低脂饮食降低患心脏病的概率。这包括多吃低脂食物,这些食物对心脏病的影响后来受到质疑。

一方面是一边倒的舆论,另一方面却是一再失败的关联性试验。到1990年,试图证明饱和脂肪导致心脏病的研究却没有成功。1989年,曾热心支持凯斯的哈佛大学教授弗雷德里克·斯库尔(Frederick Stare)改变了立场,与人合著了一本书,谴责"胆固醇恐慌"。随之而来的是对脂肪恐惧症的更多挑战,2006年,作为美国国立卫生研究院女性健康倡议的一部分,一项大规模的研究使其达到顶峰。研究表明,低脂饮食对女性患癌症或心血管疾病的概率没有影响。

事实证明,恐脂者在面对挑战时非常擅长摇摆,编织和改变他们的信息。美国心脏协会(American Heart Association)继续寻找新的途径,从脂肪恐惧症中繁荣起来。1988年,它删除了学会章程中禁止产品代言的条款,并开始收取费用,推荐产品。

然而,到了20世纪末,美国心脏协会(AHA)通过饮食减少心脏病的呼吁听起来相当老套。仍然没有证据表明低脂饮食可以预防心脏病。另一些人开始指出,美国心脏协会让人们采用低脂、高碳水化合物饮食的活动,使得热量密集食物的消费增加,导致了肥胖和糖尿病,这两种疾病都是心血管疾病的风险因素。

当反式脂肪问题首次被提出时,凯斯认为无须担忧。在20

世纪70年代，美国心脏协会(AHA)和其他机构敦促加工者使用反式脂肪来取代被认为是"致命的"饱和脂肪。此外，还推荐人造黄油(最常见的反式脂肪)作为"致命"黄油的有益心脏健康的替代品。

但所有关于"好"和"坏"脂肪的讨论最终迫使恐脂者放弃了减少膳食脂肪总消耗量的呼吁。相反，美国心脏协会开始建议人们用橄榄油等不饱和脂肪代替饮食中的饱和脂肪和反式脂肪。同样，政府在2000年修订的《膳食指南》中，将"低脂肪、低饱和脂肪和低胆固醇"的饮食改为"中等脂肪、低饱和脂肪和低胆固醇"的饮食。

2000年，美国心脏协会推出了一种新的"心脏健康"饮食，像以前的饮食一样，建议食用大量无脂和低脂食品来降低胆固醇水平并继续支持"对心脏有益"的低脂食品，以帮助他们做到这一点。

(二)转折点

2008年发表的一篇文章成为胆固醇学说的终结者。文章指出心脏病的罪魁祸首不是脂肪，而是炎症。研究称，他汀类药物之所以有效，是因为它们降低了一种名为高敏C-反应蛋白(CRP)的蛋白质水平，这种蛋白质会导致体内炎症。因此，心脏病的关键风险因素不是胆固醇，而是C-反应蛋白升高，而C-反应蛋白与饮食中的脂肪无关。高敏C-反应蛋白(hsCRP)水平与未来心血管事件的风险直接相关(图7-1)。

JOURNAL OF
Periodontology

Inflammation and Disease

Inflammation, C-Reactive Protein, and Atherothrombosis

Paul M Ridker, Josh D Silvertown,

First published: 01 August 2008 | https://doi.org/10.1902/jop.2008.080249 | Citations: 137

图 7-1　2008 年转折性文章的具体信息

2010年发表在《美国临床营养学》杂志上的一篇文章则明确提出了没有显著证据表明饮食饱和脂肪与冠心病或心血管疾病风险增加有关。这一结论对于持续接近60年的恐脂论给予了致命的打击(图7-2)。

Meta-Analysis 〉 Am J Clin Nutr. 2010 Mar;91(3):535-46. doi: 10.3945/ajcn.2009.27725. Epub 2010 Jan 13.

Meta-analysis of prospective cohort studies evaluating the association of saturated fat with cardiovascular disease

图 7-2　《美国临床营养》杂志发表的文章信息

2016年通过回顾和分析明尼苏达冠状动脉实验(MCE)先前未发表的数据,得出新的结论。通过富含亚油酸的饮食替代饱和脂肪饮食的确可以有效地降低血清胆固醇含量,但胆固醇的降低并没有降低冠状动脉心脏疾病发病率以及死亡率,反倒增加了死亡的风险。

(三) 舆论改变

从1961年凯斯出现在《时代周刊》封面上，到1984年提出胆固醇是罪魁祸首，到2014年6月23日的封面文章指出饱和脂肪可能不是那么糟糕，吃胆固醇并不一定转化为血液中的胆固醇。如此大的转变让读者难以接受。但最近10年的大量研究数据一再提醒我们过去真的错了(图7-3)。

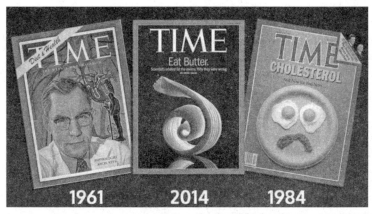

图7-3　《时代》杂志封面

(四) 根本原因：LDL还是炎症？

LDL是"坏胆固醇"，这些年几乎所有的治疗都是基于LDL升高会导致心血管疾病风险增加的理论。但实际状况并非如此。2002年的一项研究发现：与LDL胆固醇水平相比，C-反应蛋白水平是更强的心血管事件预测指标。大部分女性的首次心血管事件发生在LDL水平低于国家胆固醇教育计划现行指导方针中干预和治疗的阈值。在这项研究中，27 939名女性中，77%的首次心血管事件发生在LDL水平低于160 mg/dL的人群中，46%发生在LDL水平低于130 mg/dL的人群中。

目前关于心血管疾病的发生机制更倾向于炎症理论。血管炎症在动脉粥样硬化的发病机制中起着至关重要的作用，并介导了动脉粥样硬化斑块发展的各个阶段，从斑块的形成到斑块破裂和不稳定造成的梗死。炎症生物标记物是研究这一过程的有价值的工具，可以评估不同治疗干预的效果。

美国心脏病协会(AHA)和疾病预防控制中心(CDC)推荐使用C-反应蛋白作为心血管疾病更好的评判指标。

◆ 低风险：C-反应蛋白小于1.0mg/L。

◆ 一般风险：C-反应蛋白在1.0～3.0mg/L。

◆ 高风险：C-反应蛋白大于3.0mg/L。

当C-反应蛋白水平升高时，代表身体炎症反应加剧，意味着血管斑块会继续增加，进而动脉粥样硬化斑块增加，最终血管壁被斑块封堵变得狭窄，血流变得不通畅，结果引发与心脏病相关的症状。

2018年的一篇文章明确指出炎症而非胆固醇，才是导致慢性疾病的原因。文章指出过多的氧化压力、线粒体功能障碍、内皮细胞功能障碍都跟炎症有关。其实心血管疾病发生的顺序是：炎症—内皮细胞功能障碍—血管内皮损伤—胆固醇水平升高—斑块形成—心血管疾病。

三、心血管疾病管理

(一)降脂药的利弊

降脂药如他汀类药物在降低胆固醇水平方面非常有效,可以直接抑制胆固醇的合成。但胆固醇本身有非常重要的生理功能,胆固醇水平降低会影响多种激素(如维生素D、性激素等)的合成,从而会引发一系列的不良反应。

关于降脂药的部分研究如下:

◆　45岁以上的美国人中有1/4的人正在服用他汀类药物。

◆　有超过900项研究证明他汀类药物是有多种副作用:从肌肉问题(肌肉酸痛、乏力等)到糖尿病风险增加,再到认知障碍和癌症风险的增加。

◆　他汀类药物抑制胆固醇、维生素D、性激素等的合成。

◆　他汀类药物会耗尽体内辅酶Q10。

◆　他汀类药物可能会造成先天性缺陷:家族性高胆固醇血症。

◆　他汀类药物被归类为"妊娠X类药物"。

FDA在对待他汀类药物的说明上,要求注明药物风险。比如:如果你使用他汀类药物,需要定期监测与肝脏相关的酶;他汀类药物可能造成认知障碍(如记忆力下降、容易忘事、反应比较慢等),如果出现,一定告知自己的医生;他汀类药物还会增加血糖水平,增加罹患2型糖尿病的风险。

(二)地中海饮食

2018年12月19日,来自布莱根妇女医院等机构的科学家们揭示了地中海饮食是如何有效降低心血管疾病的发病风险的。这项研究中,研究人员对"妇女健康研究计划"中的2.5万名健康女性参与者进行研究,研究人员让参与者完成了与饮食相关的食物摄入调查问卷并提供血样来检测相应的生物标志物,同时研究人员对参与者进行长达12年的随访。这项研究分析的主要目标是参与者心血管疾病的发生率,即心脏病发作、脑卒中冠状动脉重建和心血管疾病死亡发生的首次事件。研究发现当摄入的饮食中富含植物和橄榄油以及低水平的肉类和甜食时,人群患心血管疾病的风险会降低25%。此外,研究人员还通过检测40种生物标志物,阐明了地中海饮食是如何减缓人群心脏病和脑卒中的发生风险的。研究发现地中海饮食可以降低炎症(29%)、改变葡萄糖代谢和胰岛素耐受性(27.9%)和体重指数(27.3%),从而可以降低心血管疾病的发生,促进心血管健康。

(三)欧尼斯生活方式医学

谈到心血管疾病的防控,建议了解一下欧尼斯医生(Dean

Ornish)提出的生活方式医学。

欧尼斯生活方式医学(Ornish lifestyle medicine)是经过科学证明,可以有效预防、阻止甚至逆转心脏病的一套非药物的干预方法。

1990年,欧尼斯医生作为第一作者在《柳叶刀》杂志上发表了一篇研究文章。在这项随机对照试验中,研究人员将48名冠心病患者分为两组,其中28名为实验组(低脂素食、戒烟、压力管理训练和适度运动),20名患者为常规护理对照组,以确定综合生活方式改变是否会影响1年后的冠状动脉粥样硬化情况。结果显示:1年后实验组直径狭窄率由40.0%降至37.8%,对照组则由42.7%升至46.1%。当仅对狭窄大于50%的病变进行分析时,实验组的平均直径狭窄百分比由61.1%降至55.8%,对照组由61.1%升至64.4%。结论是在不使用降脂药物的情况下,全面的生活方式改变可以使冠状动脉粥样硬化在1年后得到改善。

1998年欧尼斯医生发表文章,提出生活方式改变可以逆转冠心病。48例中度至重度冠心病患者随机分为实验组(强化生活方式改变组)或对照组(常规护理)。强化生活方式改变包括低脂素食、有氧运动、压力管理训练、戒烟、团体心理社会支持。研究持续5年。结果发现:实验组的平均直径狭窄百分比在1年后下降了1.75%,5年后下降了3.1%。相比之下,对照组的平均直径狭窄百分比在1年后增加了2.3%，5年后增加了11.8%。

欧尼斯生活方式干预属于典型的综合干预法，通常需要参加18次训练(每次4个小时，包括4个方面——运动、营养、压力管理、爱和支持)。干预后不仅体重、血压、血脂等生理指标改变，而且往往情绪也会有大幅度的改善，活力水平提高。

但综合干预与单纯的饮食干预相比，执行难度更大。而且18次训练，每次4小时，对于不少人来说也是难以做到的，因此在推广时有一定的限制。在美国，保险会支付干预费用，因此受益者比较多。但对中国来说，相关条件还不具备，因此短时间内推广的难度较大。

(四)FMD饮食

FMD饮食是一种限制热量与蛋白质摄入的循环饮食法。一个周期只需要5天，各项指标改善快，执行难度低。

2017年100名参与者的人类临床研究结果证实，FMD可改变多个导致或与心血管疾病相关的风险因素或生物标志物。

研究发现3个FMD周期后(每个月5天为一个周期)，效果如下。

◆ 明显减重。

◆ 显著降低BMI。

◆ 显著减少腹部脂肪和躯干脂肪。

◆ 显著减少腰围。

◆ 显著降低收缩压。

另外，研究发现：越是高风险人群，FMD干预前后的改变越大。

除了BMI和收缩压外，葡萄糖代谢相关指标如葡萄糖、IGF-1也显著降低。

甘油三酯、LDL以及C-反应蛋白等水平在高风险人群中降低更为显著。

因此，FMD饮食对改善与心血管疾病发生相关的多个风险因素，如肥胖、高血糖、高血压、高血脂、C-反应蛋白等，有一定辅助作用。与地中海饮食或者欧尼斯生活方式干预相比，FMD饮食操作相对简单，容易执行。

第八章　多囊卵巢综合征

多囊卵巢综合征(polycystic ovarian syndrome，简称PCOS)不是一种单一的疾病，它是最常见的生育期女性代谢和内分泌紊乱综合征，以慢性排卵障碍和雄激素过高为临床特点。主要的临床表现包括了月经异常、排卵障碍、不孕、高血糖、高血脂、肥胖、痤疮、多毛、卵巢多囊样改变等。

很多人都是由于月经异常去医院就诊，才发现自己患有多囊卵巢综合征，多囊女性月经不调的主要表现是月经稀发、月经频发或不规则出血。

雄激素过高是PCOS诊疗的核心，在有月经异常的前提条件下，同时还有长期难以治疗的痤疮，以及在脸、胸前、大腿根等男性独有长毛的地方出现了特别粗硬、长的毛，建议尽早去医院排查是否患有多囊卵巢综合征。

其他的临床表现还包括卵巢多囊样改变、高血糖、高血脂、肥胖等。

我国多囊卵巢综合征的临床诊断标准，首先一定要有排卵障碍，无论是无排卵还是排卵稀发；其次是在排卵障碍的基础上有雄激素过高或者卵巢多囊样，就可以诊断为多囊卵巢综合征。

PCOS是无排卵性不孕的首要因素，在中国的发病率是5%～10%，预估有1500万到3000万患者。发病率越来越高，这与不良生活习惯、慢性压力、环境污染等因素的变化有关。

PCOS在美国的发病率在10%左右，这与美国严峻的社会环境以及环境污染越来越重是有关系的，全球预估有1亿育龄期女性患有该病。

这是一个慢性的非传染疾病，也是一个终身的疾病，因为存在代谢和内分泌的紊乱问题，所以会给女性带来终身的健康问题和风险。

月经稀发或频发、不规则、继发性闭经都是PCOS患者常见的月经异常，一般都会在发病后伴随到更年期。有临床研究指出，近50%的PCOS患者表现为原发不孕，近25%为继发不孕。PCOS患者也是流产、早产、妊娠糖尿病等的高风险人群。这些都与高雄激素水平、LH/FSH比值异常等内分泌障碍有关。科学研究显示，妊娠期情绪障碍、血清睾酮水平升高、双酚A暴露等会增加后代患PCOS的风险。

雄激素过高是PCOS患者的核心症状，雄激素过高的临床表现主要是痤疮、多毛和脱毛。痤疮发生以青少年为主，发病率在25%左右，一般来说至少要持续3个月或者更久。多毛在普通人群中的发病率为5%～15%，但在PCOS患者中高达65%～75%，并且在合并腹型肥胖(腰围超过80cm)患者中更为突出。女性多毛主要是只在唇周围、乳晕周围、肚脐下正中线、大腿根部处有粗硬长毛，哪怕只有一根也属于多毛。脱发主要是只局限于头顶部的脱发，不会累及发际线和后枕部。

PCOS患者超重肥胖的比例高达30%～70%，特别是腹型肥胖与雄激素过高及患者代谢障碍有关。PCOS患者中约70%有胰岛素抵抗，2型糖尿病及妊娠糖尿病的发病率是健康人群的5～10倍。同时因为有血糖、血脂代谢异常，以及肥胖和睡眠呼吸暂停综合征(OSA)等风险因素存在，PCOS患者也是心血管疾病的高风险人群。

观察性研究和问卷调查表明，PCOS患者抑郁症发生率高达28%，自杀倾向较正常人群高7倍，这与睡眠障碍、长期慢性压力和内分泌紊乱有关。

PCOS患者具有多种子宫内膜癌的危险因素，例如肥胖、高胰岛素血症、糖尿病和子宫异常出血，其患子宫内膜癌的风险是正常女性的3倍。

PCOS患者的一系列健康问题都与代谢和内分泌障碍有关，因此纠正代谢和内分泌障碍就是解决这些健康问题的关键。

一、发病机制

在最新版的《多囊卵巢综合征诊疗指南》中写道：PCOS的发病机制复杂而且不明，所以没有哪种药物可以治愈PCOS。不过有研究认为，PCOS是先天基因易感性和后天环境因素共同作用下导致的。我们今天就从这些研究的角度，来为大家揭开导致多囊的一角面纱。

PCOS在3万年前就存在于人类之中了，在母系部落时代多囊是一种生理优势。因为PCOS患者会有较高的雄激素，身体会比较强壮，强壮就意味着更好的生存概率。而且PCOS患者月经周期超过35天或短于21天，排卵数量减少，对应的生育的次数会比较少。正常的女性一生生育次数可以达到7～8次，而PCOS女性生育次数只有3～4次。生育子女数量较少，也意味着有更多的时间照顾后代，后代健康成年的概率就更高，所以在当时PCOS是一个进化的优势。不过后来人类进入了父系社会，不需要强壮的女性来领导部落生存和发展，这一遗传就被打断了。

那为什么现在PCOS患者的数量会越来越多？这与现代生活环境和生活方式的急剧变化有直接关系(图8-1)。

环境毒素：以前都是蓝天白云，现在都是工业化带来的生态环境污染，更可怕的是有些污染(有机污染、核泄漏)会长期存在我们的生活环境中。有一个关于环境内分泌干扰物双酚A(BPA)的动物实验可以从侧面回答这个问题。

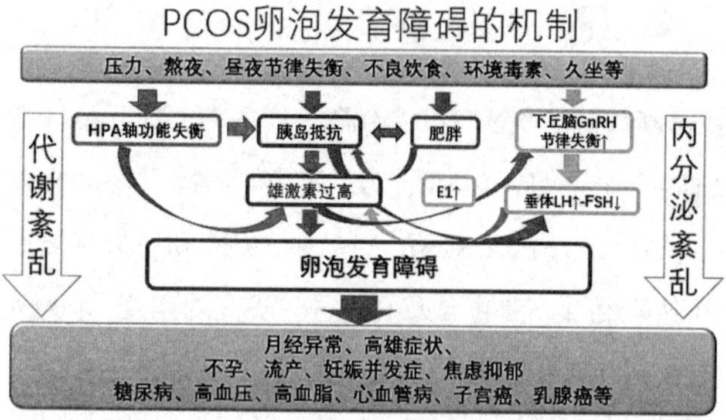

PCOS卵泡发育障碍的机制

图 8-1　PCOS 卵泡发育障碍机制

　　科学家在母鼠怀孕第8～15天让其暴露于双酚A环境中，因为这段时间是小鼠性器官分化的关键时期。研究结果显示哪怕是最低剂量的双酚A，后代雌鼠也出现了PCOS改变，而最强的PCOS改变效果出现在第三代雌鼠中。这说明孕期如果暴露在双酚A等环境毒素中，会极容易诱发PCOS。

　　而双酚A此前早已广泛应用于婴儿奶瓶、水瓶、医疗器械、收银机收据，以及用于涂覆食品罐和供水管道的漆中。因此双酚A会从食品和各种接触中进入体内，甚至在母乳中也发现了双酚A。美国疾病控制与预防中心(CDC)在2003—2004年的全国健康和营养检查调查发现，在6岁以上儿童的尿液样本中双酚A的检出率为93%，这也是美国PCOS患者越来越多的重要原因之一。

　　不良的饮食习惯、熬夜、缺乏运动等行为会增加超重和肥胖的概率。肥胖者的胰岛素分泌量会增加，容易出现高胰岛素血症或胰岛抵抗。肥胖会引起脂代谢异常，血中游离脂肪酸增加也会促进胰岛素的分泌。肥胖还会促进皮质醇的分泌，刺激食欲的增加，促进脂肪的储存，导致肥胖加重。

有研究显示70%的PCOS女性都有胰岛素抵抗，胰岛素抵抗会促进胰岛超量分泌，超量分泌的胰岛素会提高卵泡膜细胞内的细胞上色素P450c17a酶的活性，加速卵泡内雄烯二酮和睾酮的生产。

超量的胰岛素还会作用于卵巢细胞的胰岛素样生长因子受体或胰岛素受体，促进卵泡膜细胞合成大量的雄激素。

超量胰岛素还会减少性激素结合蛋白的水平，导致游离睾酮及游离雌二醇水平增加。高雌激素水平会提高促性腺激素释放激素(GnRH)的分泌频次，导致垂体分泌黄体生成素(LH)增加，LH峰值提前到来，出现LH/FSH比值增加，导致卵泡发育障碍，出现排卵障碍。

胰岛素还会在卵巢细胞协同LH的作用刺激卵泡膜细胞合成过来的雄激素。雄激素过高不仅是诊断PCOS的关键指标，也是导致排卵障碍的主要因素，而且雄激素过高还会引起流产和胚胎发育异常。

持续的慢性压力：生活节奏越来越快，各种的慢性压力越来越多。不论是疼痛、疾病等生理压力，还是不良生活习惯如熬夜、久坐刷手机，或者是学习、工作、经济、亲密关系等压力都是越来越多。这些持续慢性压力也会通过影响自主神经系统平衡和下丘脑-垂体-肾上腺轴(HPA轴)的平衡,增加皮质醇等压力激素的分泌,甚至也会促进雄激素的分泌。

高皮质醇水平会促进胰岛细胞分泌胰高血糖素,提高血液里的血糖水平,帮助细胞获得更多能量来应对压力。同时为了维持血糖的平衡,胰腺又必须分泌更多胰岛素来搬运血糖进入细胞中。因此容易发生高胰岛素血症,最终会引起胰岛素抵抗。

高胰岛素血症和胰岛素抵抗都会促进卵巢分泌更多的雄激素,而雄激素过高又会降低组织的胰岛素敏感性,加重胰岛素抵抗。此外高皮质醇水平还会刺激食欲,摄入热量增加,导致肥胖的出现。而肥胖又会增加胰岛素分泌及加重胰岛素抵抗。

雄激素过高:卵泡中高浓度雄激素会抑制卵泡发育,雄激素过高还会加大LH/FSH的比值,患者会没有FSH的峰值,这会影响优势卵泡形成和排卵障碍。所以PCOS患者卵巢中会形成大量2~9mm的未成熟卵泡,这是导致卵巢多囊样改变的原因。

雄激素过高会影响子宫内膜的质量,容易诱发流产。另外雄激素过高,还会影响卵母细胞的质量,最终影响胚胎的健康发育,再次增加流产风险。

综上所述,压力、肥胖、胰岛素抵抗和雄激素过高会形成一个相互促进的恶性循环,这也是PCOS难以用单一药物治疗的原因。在《多囊卵巢综合征诊疗指南》中也明确了健康的生活方式是PCOS患者的一线治疗方法。保持良好的饮食、减重、减压都会有利于改善胰岛素抵抗，当胰岛抵抗改善后，那么雄激素过高、LH/FSH比值异常也会随之改善，因此所有能改善胰岛抵抗的方法，都会对存在胰岛素抵抗的PCOS患者的卵泡发育和正常排卵有帮助。

二、FMD干预PCOS

PCOS是一种慢性疾病，因此它的长期治疗核心是保障患者的身心健康，用避孕药改善雄激素过高及维持人工月经，通过人工促排或IVF等方法解决不孕的问题，并预防子宫内膜癌和乳腺癌等疾病。服用二甲双胍等药物改善血糖代谢异常，预防2型糖尿病、代谢综合征和心血管疾病。

有报道称70%的PCOS患者有胰岛素抵抗，而且胰岛素抵抗和高胰岛素血症是公认的导致PCOS患者月经异常和无排卵的重要机制之一。因此只要把胰岛素抵抗改善了，PCOS的雄激素过高状态和GnRH异常分泌也会得到改善，那么卵巢发育障碍就会得到改善。

2018年的中国《多囊卵巢综合征诊疗指南》中推荐生活方式管理为PCOS的一线治疗方法。饮食又是生活方式干预的基础，因此我们选择从饮食开始，选出一种适合大多数PCOS女性的饮食方案。

FMD饮食是一种全新的饮食方式，它是一种限制热量、限制蛋白质摄入量的循环饮食，能够较为快速恢复胰岛素敏感性，并且改善胰岛素抵抗。而且其操作简单易行，1个月只需要执行5天，很符合人性，比较好坚持。

这5天里可以帮助你促进体内脂肪的燃烧，可以减脂、减重、减腰围，而且还可以启动自噬作用，把那些不健康的细胞吞噬掉。被吞噬的疾病或衰老细胞，会分解出来营养物质，供应我们新细胞的生产。

FMD饮食还会激活我们体内的干细胞，干细胞是我们所有体细胞的源头，临床研究显示被激活的干细胞，会分化形成新的胰岛细胞，分泌胰岛素。

FMD饮食的适用人群比较广，BMI在18.5以上的女性就可以参与，而另一种对改善血糖非常有效的生酮饮食，它的适应范围要求参与者BMI必须在25以上。在我国PCOS患者是相对比较瘦的，超重的比较多，而肥胖率并不高。

之前我们在线上开展了一次公益FMD饮食食疗营活动，有32人完成了3次一个完整周期的FMD饮食，并提供了每次食疗前后体重和腰围的数据。其中有22人填写了食疗前后的症状问卷，有10人提供了食疗前后有效的胰岛素和血糖检测报告。具体数据分享如下。

(一)体重

在完成3次FMD饮食的32人中，总体重从2026.65千克降至1871.91千克，平均减重4.62千克。最多的减了9.2千克，而最少的也减了1.5千克。

（二）腰围

32人总腰围从总长度2661.2厘米降至2491.6厘米，平均减少5.3厘米，腰围减少最多是11厘米，而最少的是1.5厘米。

（三）胰岛素抵抗

HOMA-IR值可以显示胰岛素抵抗的情况，小于1是胰岛素敏感性显著，大于1.9有胰岛素抵抗。如表8-1所示，10个案例中的HOMA-IR值都有改善，整体改善超过49%，最高的改善程度达到80%，最少的达到22%。这说明FMD饮食可以改善胰岛素抵抗，能够恢复PCOS患者代谢异常，也能够促进内分泌异常的改善，有利于恢复正常月经和排卵功能。

表8-1　FMD饮食干预前后HOMA-IR变化

序号		胰岛素 空腹胰岛素 （μU/ml）	血糖 空腹血糖 （mmol/L）	HOMA IR- 空腹胰岛素Δ空腹血糖 /22.5	改善率
案例1	初始	13.97	4.62	2.87	80%
	干预后	2.88	4.5	0.58	
案例2	初始	10.4	5.19	2.40	48%
	干预后	5.3	5.26	1.24	
案例3	初始	11.18	4.7	2.34	22%
	干预后	9.06	4.5	181	
案例4	初始	20.35	9.12	8.25	78%
	干预后	7.44	5.38	178	

序号		胰岛素 空腹胰岛素（μU/ml）	血糖 空腹血糖 （mmol/L）	HOMA IR= 空腹胰岛素Δ空腹血糖 /22.5	改善率
案例5	初始	22	4.97	4.86	72%
	干预后	6.7	4.56	136	
案例6	初始	11.9	5.57	2.95	36%
	干预后	8.6	4.9	1.87	
案例7	初始	12.5	5.67	3.15	42%
	干预后	7.84	5.26	183	
案例8	初始	8.4	4.7	1.75	38%
	干预后	5.4	4.5	108	
		空腹胰岛素pmol/L	空腹血糖mmol/L	HOMA IR	
案例9	初始	89.61	5.54	3.17	40%
	食疗后	54.05	5.51	190	
案例10	初始	101.8	5.7	3.70	28%
	食疗后	74.7	5.61	267	
HOMAIR平均改善率				49%	

　　不良饮食习惯是导致胰岛素抵抗的一个重要因素。在慢病管理时经常听到医生或者营养师建议患者改变饮食习惯，但实际执行起来却很困难。因为改变习惯真的不容易。可如表8-2所示，没有特意强调要改变饮食习惯，却在执行FMD饮食后不知不觉改变了。餐后犯困、尿频或频繁口渴、吃东西后疲劳/焦虑缓解这三个症状都与血糖平衡以及胰岛素敏感性有关，它们的显著改善表示FMD饮食有平衡血糖和改善胰岛素抵抗的效果。

表8-2　FMD饮食干预前后饮食习惯与行为变化

血糖与胰岛素代谢						
症状	时间	没有0分 （每年偶尔）	轻微3分 （每月偶尔）	中度6分 （每周偶尔）	重度9分 （每天偶尔）	合计
爱吃甜食	初始	0	18	54	27	90
	干预后	0	33	18	9	60

续表

血糖与胰岛素代谢						
症状	时间	没有0分 （每年偶尔）	轻微3分 （每月偶尔）	中度6分 （每周偶尔）	重度9分 （每天偶尔）	合计
餐后犯困	初始	0	18	60	45	123
	干预后	0	48	6	8	63
渴望吃东西	初始	0	21	60	27	108
	干预后	0	42	24	9	75
尿频或频繁口渴	初始	0	33	18	36	87
	干预后	0	27	12	27	66
吃东西后疲劳/ 焦虑缓解	初始	0	27	42	36	105
	干预后	0	39	18	9	66

（四）自然月经次数统计

PCOS是无排卵性不孕的首要因素，它最主要的特征就是卵子发育障碍引起的月经异常，因此改善月经异常促进卵子发育，提高排卵率是改善多囊不孕的关键(图8-2)。

月经统计

图8-2 FMD饮食干预前后月经情况比较

在22个有效问卷调查中，干预前3个月有一次以上自然月经的达5人,占比22.7%,而剩余的17人则是没有一次自然月经。在食疗开始之后,所有人停止服用药物,其中仅有5人没有改善,有17人有一次以上的自然月经,占比77.2%。

FMD饮食对改善多囊的月经异常是有帮助的。如果结合营养、运动、压力和心理管理、环境内分泌干扰物的清除等方法,相信这个比例还会继续升高,有利于增加受孕率。

(五)情绪健康

PCOS患者焦虑和抑郁症的发病率是非多囊女性的10倍,而且抑郁症自杀倾向是健康女性的7倍,焦虑和抑郁不仅会导致多囊恶化,而且还直接影响PCOS患者的生活质量。可临床多囊的治疗主要集中在药物干预月经异常、雄激素过高和生育方面,对于心理问题或者情绪障碍很少关注。

如表8-3所示,FMD食疗后,多囊女性的自卑/不自信,焦虑没有安全感,情绪低落抑郁,易怒等都显著改善。

表8-3　改变表9-3 FMD 饮食干预前后情绪变化比较

情绪症状评分统计						
症状	时间	没有0分 （每年偶尔）	轻微3分 （每月偶尔）	中度6分 （每周偶尔）	重度9分 （每天偶尔）	合计
自卑或不自信	初始	0	24	60	27	111
	食疗后	0	33	30	18	81
焦虑没有安全感	初始	0	18	60	45	123
	食疗后	0	39	24	27	90
情绪低落、 抑郁、冷漠	初始	0	24	66	9	99
	食疗后	0	36	42	9	87
易怒	初始	0	27	36	45	108
	食疗后	0	39	18	18	75

(六)睡眠健康

长期睡眠障碍会导致多种健康问题。熬夜看起来好像没什么，但是长期熬夜会导致昼夜节律的紊乱，会带来长期慢性压力，导致内分泌失衡，引起月经不调等问题，尤其是PCOS患者经常熬夜会加重病情。

研究显示，每天固定睡眠时间(22—23点)的妇女，比经常熬夜(23点—次日1点)的女性更容易怀孕。

睡眠极不规律的女性若要受孕，需花费的时间更长。例如：经常上夜班的女性，她们的月经周期就会出现问题，这样受孕难度也会增加(表8-4)。

表8-4　改为表9-4 FMD 饮食干预前后睡眠情况比较

睡眠症状评分统计						
症状	时间	没有0分 （每年偶尔）	轻微3分 （每月偶尔）	中度6分 （每周偶尔）	重度9分 （每天偶尔）	合计
入睡困难	初始	0	12	36	27	75
	食疗后	0	27	12	9	48
睡眠轻、容易醒	初始	0	33	6	36	75
	食疗后	0	36	24	0	60
早醒、醒后难以入睡	初始	0	24	18	18	60
	食疗后	0	33	6	9	48

如表8-4所示，FMD饮食后入睡困难、容易醒、醒后难以入睡都有显著改善，说明FMD饮食食疗对于睡眠质量的提升有很好的帮助。

三、小结

PCOS是一种复杂的内分泌失调综合征,原因复杂。FMD饮食作为一种饮食干预方法,不仅可靠性较高,而且对提高胰岛素敏感性,恢复正常月经,改善焦虑抑郁情绪,提高睡眠质量等有一定辅助作用。这些方面的改善都能促进PCOS女性恢复内分泌的平衡,改善内分泌失衡带来的健康问题,提高生活质量。如果能在FMD饮食基础上,增加运动、注意压力管理,相信效果会更为理想。

第九章　炎症性肠病

炎症性肠病(inflammatory bowel disease，IBD)是一类慢性非特异性肠道炎症性疾病，是累及回肠、直肠、结肠的一种特发性肠道炎症性疾病。临床表现为腹泻、腹痛，甚至可有血便。发病群体广泛，多因素致病，可累及回肠、直肠、结肠甚至全消化道。

2017年12月《柳叶刀》发表的一篇综述文章提道：溃疡性结肠炎(UC)和克罗恩病(CD)是最常见的炎症性肠病，患病率从1990年的每10万人中有79.5(75.9 ～ 83.5)上升到2017年的每10万人中有84.3(79.2～89.9)。亚洲(尤其是中国等经济发展比较快速的地区)、南美洲和非洲(经济快速发展的地区)炎症性肠病发病率是呈上升态势的(图9-1)。

THE LANCET
Gastroenterology & Hepatology

ARTICLES | VOLUME 5, ISSUE 1, P17-30, JANUARY 01, 2020

The global, regional, and national burden of inflammatory bowel disease in 195 countries and territories, 1990–2017: a systematic analysis for the Global Burden of Disease Study 2017

GBD 2017 Inflammatory Bowel Disease Collaborators · Show footnotes

Open Access · Published: October 21, 2019 · DOI: https://doi.org/10.1016/S2468-1253(19)30333-4

图9-1　在《柳叶刀》杂志上发表的文章信息

我国自1956年开始认识IBD之后，相继于1978年、1993年、2001年、2007年、2012年分别制定了中国IBD诊断和治疗的共识意见，这些共识意见的颁布和推广极大地规范了我国IBD的临床诊治行为并提高了治疗水平。我国流行病学资料显示黑龙江省大庆市IBD的标化发病率为1.77/10万，广东省中山市的IBD标化发病率为3.14/10万。但20年来其就诊人数呈快速上升趋势。儿童IBD的发病率呈增长趋势。

研究显示，在IBD活动期中，53%的患者提出生活质量有影响，47%的患者主诉严重疲劳，30.3%的患者表示由于住院或频繁去医院就诊导致沮丧，近50%的患者表示疾病严重影响了其工作能力和活动能力。

一、 分型与特点

炎症性肠病(IBD)主要类型包括克罗恩病(Crohn disease)、溃疡性结肠炎(ulcerative colitis，UC)及未分型IBD-U(IBD-unclassified，IBD-U)。

溃疡性结肠炎是结肠黏膜层和黏膜下层连续性炎症，疾病通常先累及直肠，逐渐向全结肠蔓延，克罗恩病可累及全消化道，为非连续性全层炎症，最常累及部位为末端回肠、结肠和肛周。

(一)溃疡性结肠炎

溃疡性结肠炎最常发生于青壮年期，根据我国资料统计，发病高峰年龄为20～49岁，性别差异不明显［男女比为（1.0～1.3）:1］。临床表现为持续或反复发作的腹泻、黏液脓血便伴腹痛、里急后重和不同程度的全身症状，病程多在4～6周以上。可有皮肤、黏膜、关节、眼、肝胆等肠外表现。黏液脓血便是UC最常见的症状。

◆ 以发作、缓解及复发交替为疾病特点，根治困难。

◆ 好发于直肠和乙状结肠部分。

◆ 最常见的早期症状:血性腹泻。

UC临床类型可分为初发型和慢性复发型。初发型指无既往病史而首次发作，该类型在鉴别诊断中应特别注意，亦涉及缓解后如何进行维持治疗的考虑;慢性复发型指临床缓解期再次出现症状，临床上最常见。

（二）克罗恩病

克罗恩病(Crohn disease)又称局限性肠炎、局限性回肠炎、节段性肠炎和肉芽肿性肠炎，是一种病因尚未明确的慢性非特异性肠道炎症性疾病。临床表现主要为腹部症状，并可能出现肠梗阻、肛瘘等致残性并发症，严重影响患者正常工作和生活。

克罗恩病最常见病变部位是末段小肠(回肠)和大肠，但它也可发生在从口腔至肛门整个消化道的任何部位，甚至发生在肛门周围的皮肤。在活动性克罗恩病的病变部位，肠壁全层均可受累。

克罗恩病的病因尚不确定，但许多研究人员认为，免疫系统功能障碍会使肠道对环境、饮食或传染病原反应过度。某些患者可能具有该免疫系统功能障碍的遗传倾向。吸烟可能会加速克罗恩病的发展和定期发作。口服避孕药可增加克罗恩病的风险。克罗恩病尚无根治手段，患者需要接受终身治疗。治疗目的在于缓解症状及减少炎症，但一些患者需手术。

二、常规治疗

溃疡性结肠炎的治疗目标是控制炎症、减轻症状并补充流失的液体和营养素。具体治疗取决于患者症状的严重程度。

溃疡性结肠炎的综合治疗通常包括以下方法。

◆ 补充铁剂可弥补粪便中不断丢失的血液，治疗贫血。

◆ 通常，如果大肠肿胀，人们应该吃低纤维饮食(特别是避免坚果、玉米壳、生水果和蔬菜等食物)，以减少对大肠发炎内壁的伤害。

◆ 不含乳制品的饮食可能会减轻症状，值得一试，但如果观察不到益处，则不需继续。

◆ 所有溃疡性结肠炎患者都应服用钙和维生素 D 补充剂。

◆ 抗胆碱能药物或小剂量洛哌丁胺和地芬诺酯用于相对较轻腹泻。对更严重腹泻，可能需大剂量地芬诺酯、脱臭阿片酊、洛哌丁胺或可待因。然而，重症患者存在出现暴发性结肠炎的风险，因此医生必须密切监测患者服用这些止泻药的情况。

◆ 常用药物。①氨基水杨酸：常用于减轻溃疡性结肠炎的炎症并预防症状发作。这些药物通常口服，但美沙拉嗪还可行灌肠和肛门栓剂给药。无论口服还是直肠给药，这些药物治疗轻度至中度活动性疾病的效果一般，但预防症状复发(维持疾病缓解)的效果较好。②皮质类固醇：中重度疾病患者通常服用相当高剂量的皮质类固醇，这往往会使疾病明显缓解。在皮质类固醇使溃疡性结肠炎的炎症受控之后，通常可使用氨基水杨酸类药物或者一种免疫调节药来维持病情缓解状态。长期皮质类固醇治疗几乎总会引起副作用，因此症状缓解后减少皮质类固醇的剂量，并在几周内逐渐停用。③免疫调节药：可调节机体免疫系统的作用，降低其活动度。对于那些需长期接受皮质类固醇治疗的溃疡性结肠炎患者，可改用硫唑嘌呤、巯嘌呤等药物以维持疾病缓解。这类药物可抑制T细胞功能。这类药物起效缓慢，1~3个月后才可见效果。由于潜在严重副作用，需密切监测使用。④生物制剂和相关药物：英夫利昔单抗来源于肿瘤坏死因子的单克隆抗体(称为肿瘤坏死因子抑制剂或 TNF 抑制剂)，通过静脉给药，对有些溃疡性结肠炎患者有帮助。这种药适用于对皮质类固醇无反应或皮质类固醇依赖的患者，或者尽管使用其他免疫调节剂，仍出现症状的患者。英夫利昔单抗、阿达木单抗和戈利木单抗对难以治疗或依赖皮质类固醇的溃疡性结肠炎患者有帮助。使用英夫利昔单抗可能出现的副作用包括现有未受控的细菌感染恶化、结核病或乙型肝炎再激活以及某些类型癌症的发病危险增加。一些患者会在输液期间出现发热、寒战、恶心、头痛、瘙痒或皮疹等反应(称为输注反应)。在开始使用英夫利昔单抗或者阿达木单抗、戈利木单抗等其他 TNF 抑制剂进行治疗之前,必须对患者进行结核病和乙型肝炎感染检测。维多珠单抗用于中度至重度溃疡性结肠炎并且 TNF 抑制剂或其他免疫调节药无效或不能耐受这些药物的患者。该药物引起的最严重副作用是感染易感性增加。维多珠单抗在理论上存在引起一种严重脑部感染——进行性多灶性白质脑病(PML)的风险。托法替尼是一种用于治疗中度至重度溃疡性结肠炎成人患者的口服药物。这种药物是一种 Janus 激酶(JAK)抑制剂,采用化学工艺而非活体生物制成,因此实际上并不属于生物制剂。但是,它与生物制剂有很多共同特征,许多副作用也相同。该药物通过抑制一种酶(Janus 激酶或简称JAK)来干扰炎症协调细胞之间的通信。严重副作用包括感染易感性增加以及肺栓塞(血栓阻塞肺动脉)。

克罗恩病的发生可能与肠腔内细菌抗原诱导肠道黏膜固有和获得性免疫系统应答异常有密切关系。肠黏膜组织内异常免疫应答主要特征是肠黏膜组织内有大量分泌Th1型(如IFN-γ、TNF)和Th17型细胞因子(如IL-17A)的CD4$^+$T细胞,以及高水平IL-12和IL-23的巨噬细胞/树突状细胞浸润等。

这些免疫细胞在炎症状态下还可表达高水平的细胞因子和趋化因子受体(如CCR5、CCR9)、整合素(如$\alpha_4\beta_7$ integrin)、黏附分子和辅助信号分子等，进一步诱导血液循环中白细胞向肠黏膜组织内移动、归巢和聚集，促使局部炎症应答。另外，肠黏膜组织内固有性免疫应答调节功能异常或缺失在疾病发生过程中也起着重要作用。

随着对克罗恩病发病机制的深入研究，临床治疗方案也发生了新的转变，从传统的抗炎药物选择，逐步过渡到使用免疫抑制剂和生物制剂治疗。

三、饮食干预防控 IBD

其实想要有效预防和干预IBD，只要解决三个关键点就够了。第一，平衡免疫；第二，减少炎症；第三，修复肠道。

FMD饮食可以同时做到这三点：重启免疫系统，降低炎症，促进肠道细胞再生，从根本上恢复肠道健康。

兰甘(Rangan)等人发现，在表现IBD相关症状和病理的DSS小鼠模型中，FMD饮食可以改善肠道炎症，促进肠道细胞再生，并刺激保护性肠道微生物种群的生长。

葡聚糖硫酸钠(DSS)诱导的小鼠结肠炎模型是使用最广泛的IBD临床前小鼠模型中的一种。DSS是带负电荷的硫酸化多糖，当施用于小鼠时会破坏上皮细胞。然后，非特异性免疫细胞释放细胞因子,导致结肠发炎,其特征在于溃疡和粒细胞浸润。DSS诱发结肠炎模型的常见用途包括研究先天免疫系统如何参与肠道炎症,以及寻找在损伤期间/之后维持或重建上皮完整性的重要环节。

与DSS组相比,DSS+FMD组从第一个FMD饮食周期的第二天开始,疾病活动性整体下降,在最后一个DSS周期结束和第二个FMD饮食周期开始时显著下降($P < 0.05$)。

另外,结肠长度的减少是DSS治疗后肠道损伤的标志,也是用于评估IBD严重程度的表型特征(Rose等,2012)。4个DSS周期后,结肠长度从Naive组的平均7.6 cm缩短到平均6.5 cm($P < 0.01$)。当小鼠经历2个FMD饮食周期时,结肠长度恢复正常($P < 0.001$)。4个DSS周期和2个WF(清水禁食组)的小鼠结肠长度没有改善($P < 0.05$)。

经4个DSS循环后,DSS+FMD组小肠长度较DSS组显著增加($P < 0.05$),DSS+WF(清水禁食组)的小肠长度较DSS组无显著增加($P < 0.05$)。

考虑到肠道细胞再生可以解释为何FMD饮食可以逆转DSS诱导的肠道缩短,兰甘等人进一步研究了FMD饮食对再生标志物的影响。通过定量溴脱氧尿苷(BrdU+)隐窝细胞评估小肠再生。与DSS组和Naive组相比,DSS+FMD组每个小肠隐窝的BrdU+细胞数量增加($P < 0.001$和$P < 0.01$)。

Lgr5是隐窝基底柱(CBC)干细胞标记物,而Sox9在CBC中表达,但也在肠内分泌细胞中表达。对DSS处理小鼠的小肠进行Lgr5和Sox9染色,观察到每个隐窝的Lgr5+细胞数量减少($P < 0.001$),而FMD处理则相反($P < 0.0001$)。值得注意的是,DSS+FMD组每个隐窝的Lgr5+细胞数量明显高于Naive组($P < 0.01$)。同样,3个DSS周期后,上隐窝中延伸至绒毛的Sox9+细胞减少($P < 0.001$)。通过检测肠绒毛中Sox9+细胞的表达,发现FMD可促进肠内分泌细胞依赖的ISC再生($P < 0.0001$)。

细胞因子水平升高与促炎反应有关,但也常在肠道再生中发挥作用。与DSS组相比,DSS+FMD组血清白细胞介素-17a(IL-17A)细胞因子水平显著升高($P < 0.05$),DSS+FMD组结肠上清中IL-17A含量也有类似的升高($P < 0.05$)。与IL-17A一样,肿瘤坏死因子α(TNFα)也能在炎症驱动的应激下促进肠道愈合,DSS+FMD组血清TNFα水平明显高于DSS组和Naive组($P < 0.01$和$P < 0.001$)。

IBD的一个特点是炎症部位过度活跃的树突状细胞的积累,诱导CD4+和CD8+效应淋巴细胞的分化,这些细胞在肠道黏膜炎症部位繁殖。研究发现DSS处理小鼠的CD4+和CD8+细胞显著增加($P < 0.0001$),但FMD饮食可逆转这种增加($P < 0.01$和$P < 0.001$)。

这些数据表明,FMD饮食减少了肠道炎症,增加了干细胞数量，刺激了保护性肠道微生物群，逆转了由DSS引起的肠道病理特征——结肠和小肠长度减少，从根本上恢复IBD造成的肠道损伤。虽然清水禁食也在一定程度上可以促进肠道细胞再生，降低炎症，但却没有逆转IBD的病理学特征。不仅如此，在实际应用时，FMD饮食也比清水禁食执行起来难度低得多。

2021年发表的研究进一步证实了FMD饮食可逆转DSS介导的结肠长度缩短、结肠隐窝淋巴细胞浸润、结肠和小肠CD4$^+$细胞聚集。炎症标志物NLRP3的表达也在FMD饮食干预后降低。外周血和脾脏中CD4$^+$ T细胞的百分比也因FMD饮食而降低。此外，FMD饮食的应用逆转了DSS介导的肠干细胞标记物Lgr5的降低。

四、总结

FMD饮食是一种低卡路里、低热量的循环饮食。对于IBD来说，FMD饮食对降低炎症，诱导异常细胞凋亡，促进细胞再生，修复肠道，恢复肠道功能等有一定辅助作用。

第十章　自身免疫性疾病

说起免疫系统,很多人首先想到的是免疫力低下,容易感冒,应该通过食疗、保健品或者运动增强免疫。但实际上,近些年自身免疫性疾病的患病率直线上升,而且与免疫力低下不同,自身免疫性疾病可以说是医学难题,非常有挑战,不是简单的增强或者降低的问题。

自身免疫性疾病(autoimmune disease)是机体免疫系统功能异常导致机体攻击自身组织的疾病。目前发现的至少有80种,常见的如乳糜泻、1型糖尿病、弥漫性毒性甲状腺肿(另称格雷夫斯病)、炎症性肠病、多发性硬化症、银屑病(另称为干癣、牛皮癣)、类风湿性关节炎和全身性红斑狼疮等。自身免疫性疾病几乎可发生在人体的任何部位。正常情况下,免疫系统仅对外来或者危险的物质有反应,而不会对自身组织的抗原出现反应。然而,有时候会出现免疫功能异常,把自身的组织当作外来的,而产生抗体(被称为自身抗体)或免疫细胞攻击自身的细胞或组织,导致炎症和组织损伤,这种反应被称为自身免疫反应。

一、特点

（一）临床表现

不同的自身免疫性疾病有类似的症状表现。一个人可能同时患有超过一种这类疾病，并可见其多重疾病的症状。出现的症状和体征及疾病本身会受到其他因素影响，例如年龄、激素、和环境因素等。常见的症状如下：

- 疲劳。

- 低度发热。

- 身体不舒服。

- 肌肉酸痛和关节痛。

- 皮肤不同部位出疹。

常受到自身免疫性疾病影响的人体部位包括有：血管、结缔组织、关节和肌肉、红细胞、皮肤、和内分泌腺(例如甲状腺或胰脏)。

（二）发病原因

1.遗传学

自身免疫性疾病是人体的免疫系统攻击体内健康组织所产生的状况，如1型糖尿病和类风湿性关节炎。

1型糖尿病是胰岛 β 细胞被免疫系统当作攻击目标，破坏之后而罹患的疾病。该病是胰岛素基因(insulin gene, INS)在新生儿时期发生突变的结果。INS基因位于11p15.5号染色体的短臂上，位于酪氨酸羟化酶和胰岛素样生长因子2两个基因之间。除了11号染色体外，另外一个1型糖尿病的遗传决定因素是位于6p21号染色体上的一个称为主要组织相容性复合体（MHC）的基因座。

类风湿性关节炎（RA）：目前还没有针对这种状况的完整遗传图谱，但有几个基因被认为在类风湿性关节炎上发生作用。TNF受体相关因子1（TRAF1）是其中之一。TRAF1位于9q33-34号染色体上。此外，在RA患者的人类基因组中的B1基因里面，常含有较高浓度的人类白细胞抗原-DRB1等位基因。

2.环境因素

许多环境因素对自身免疫性疾病的发生或是发展有直接的影响。当前的研究显示，高达70%的自身免疫性疾病是由环境因素引起的，包括化学物质、感染、饮食和肠道菌群失衡等。

（三）治疗

目前已经发现80多种自身免疫性疾病，有些是全身性的，比如系统性红斑狼疮，其会影响皮肤、关节、肾脏和中枢神经系统；有些则是器官性的，比如1型糖尿病。当前用于自身免疫性疾病的免疫调节药物都是作用广泛、非疾病特异性，而且通常会引发诸如感染和恶性疾病等副作用。很显然，大部分患者对这些治疗方法的反应并不理想，甚至根本没有任何反应。近些年关于自身免疫性疾病的非药物治疗研究进展迅速，其中FMD

饮食在自身免疫性疾病中的应用也受到了越来越多的关注。下面以多发性硬化症为例对FMD饮食的作用机理进行阐述。

二、多发性硬化症

多发性硬化症是中枢神经系统(CNS)常见的慢性炎症性脱髓鞘疾病之一,影响全球超过200万人。

常见症状如下。

◆ 感觉麻木,有麻刺感和针刺感。

◆ 肌肉无力或者痉挛,拿东西拿不稳,或者莫名其妙地摔倒。

◆ 有视力问题、眼部疼痛和奇怪的眼部动作。

◆ 感觉头晕,容易失去平衡,特别容易摔倒。

◆ 行走或者说话困难。

◆ 大小便失禁。

◆ 对热敏感,受热之后症状加重。

并不是说多发硬化症患者都有以上的所有症状,如果大脑受到的伤害越多、越严重,可能覆盖的症状越多。

(一)换个角度理解多发性硬化症

目前,在临床针对多发硬化症患者采取的治疗方法主要是药物治疗,常用类固醇药物,减轻自身免疫应答,缩短发作时间。对于进行性多发硬化症患者,则采用奥瑞珠单抗改善症状,延缓其发展。过去认为自身免疫性疾病是最具挑战性的一类疾病,而多发性硬化症作为中枢神经系统自身免疫性疾病,治疗难度更大。

目前使用的治疗药物在降低免疫反应方面是有效的,但它们对长期疾病进展、不可逆神经功能障碍的累积和免疫系统功能的影响在很大程度上仍不清楚,强调需要新的治疗策略。

换个思路来看一下相关的研究。多发性硬化(MS)是一种T细胞介导的以脱髓鞘和神经变性为特征的自身免疫性疾病。通过动物研究了解到髓鞘特异的TH1和TH17细胞穿过血脑屏障进入大脑后,被抗原递呈细胞激活,促进炎症的发生。炎症导致少突胶质细胞死亡,结果引发脱髓鞘和轴突损伤,最终导致神经损伤。按照这个理论,如果能够做到以下3点,则可以有效地治疗甚至逆转多发性硬化症。

◆ 重置自身免疫系统而不是单纯的抑制免疫。

◆ 刺激少突胶质细胞的再生。

◆ 恢复髓鞘的功能。

(二)FMD饮食在多发性硬化症中的应用

2016年动物研究证实FMD饮食可以有效地改善脱髓鞘状况,有效率为100%,显著改善比例为50%,治愈率(即被逆转)为20%。研究还发现以下作用。

◆ FMD饮食有可能减少促炎细胞因子。

◆ FMD饮食可能通过诱导淋巴细胞凋亡来抑制自身免

疫。

◆ FMD饮食可能促进少突胶质细胞再生。

◆ FMD饮食可能是一种较为安全、可行和潜在有效的治疗方法。

研究使用了自身免疫性脑脊髓炎(EAE)动物模型。用髓磷脂少突胶质细胞糖蛋白35-55肽免疫C57BL/6小鼠可以诱导产生类似人多发性硬化症的症状。免疫4周EAE症状明显后进行分组干预。实验组为3天FMD饮食+4天正常鼠粮,连续三周。结果发现,FMD饮食可能通过诱导自身免疫性T细胞凋亡,从而减少其对髓鞘的攻击。

第14天,对照组小鼠切片显示脱髓鞘病变对应的免疫细胞浸润更加严重,而FMD饮食实验组小鼠切片显示免疫细胞浸润和脱髓鞘严重性明显降低,说明FMD饮食可能通过减少炎症和防止脱髓鞘和轴突损伤来降低疾病的严重程度。

糖皮质激素被用于治疗多发性硬化症的复发,但由于糖皮质激素可能导致骨质疏松和代谢综合征等,因此糖皮质激素通常是短时间内使用。FMD饮食可促进内糖皮质激素的合成,因此可避免药物治疗带来的副作用。

总之,FMD饮食可以:①促进自身免疫T细胞的凋亡,从而阻断自身免疫T细胞引起的系列不良反应以及对髓鞘的伤害;②降低炎症反应,降低脱髓鞘风险;③促进T调节细胞的增殖;④促进少突胶质前体细胞的再生,恢复髓鞘的功能。

2021年,发表的一项研究再次证实了FMD饮食对多发性硬化症的作用。两轮FMD饮食后EAE小鼠的严重程度、脊髓免疫细胞浸润和中枢神经系统脱髓鞘明显降低。FMD饮食还能逆转EAE介导的总CD4$^+$ T细胞,特别是产生IFN-γ的CD4$^+$ T细胞的CNS积累。此外,FMD饮食的应用可提高中枢神经系统细胞增殖率,增强脑源性神经营养因子(brain-derived neurotrophic factor, BDNF)和再髓化标志物的表达。

三、总结

FMD饮食不仅可能可以诱导功能异常的免疫细胞凋亡,促进T调节细胞的增殖,还可能可以促进细胞再生,降低炎症,恢复被损伤的器官或者系统的功能。

第十一章　神经退行性疾病

随着中国社会老龄化进程的不断加快，神经退行性疾病（包括阿尔茨海默病、帕金森病等）患者人数与日俱增，对我国公共卫生体系造成沉重负担和影响。传统意义上，神经退行性疾病通常分为两大类：一类以认知损害为主（以阿尔茨海默病为代表的各种类型痴呆），另一类以运动障碍为主（以帕金森病、帕金森综合征为代表各种类型运动障碍）。

神经退行性疾病的共同特点是神经元细胞内致病性蛋白质聚集体的累积和细胞功能进行性丧失。尽管神经退行性疾病中特定致病蛋白的分子性质不同，但是每种情况似乎与受累及的神经元内囊泡细胞器的慢性累积有关。因此，关于神经退行性疾病的发展中常见的一个假说就是自噬功能障碍。

自噬是人体一个重要的生理过程。对于神经元而言，高效的自噬更是必需的。但随着年龄增长，或者因为氧化应激反应和炎症过高，导致自噬功能障碍，则无法及时清理没有正确折叠的蛋白质，结果导致错误折叠的蛋白质聚集体形成。这些蛋白质聚集体会造成神经元功能障碍，甚至死亡。

来自阿尔茨海默病患者和非阿尔茨海默病对照组脑组织活检的新皮质组织电子显微镜分析发现,自噬体积累合并出现营养不良性神经轴突可导致阿尔茨海默病患者大脑中发生自噬功能障碍。在多种神经退行性疾病包括亨廷顿(HD),帕金森病(PD)和阿尔茨海默病(AD)中发现了这种自噬体积累。

下面以阿尔茨海默病为例说明一下FMD饮食的作用机制。

一、阿尔茨海默病与 FMD 饮食

阿尔茨海默病(Alzheimner disease,俗称老年痴呆)是一种起病隐匿的进行性发展的神经系统退行性疾病。临床上以记忆障碍、失语、失用、失认、视空间技能损害、执行功能障碍以及人格和行为改变等全面性痴呆表现为特征,病因复杂,临床治疗手段有限。

阿尔茨海默病是比死亡还可怕的疾病。对于患者本人来说这是一个残忍的疾病,随着大脑受损区域的扩大,越来越多的功能逐步丧失。作为一种神经退行性疾病,阿尔茨海默病不仅仅会导致生理功能的逐渐丧失,比如近期记忆力丧失、出门迷路,再到不认识自己家人,到最后连如何吞咽都忘记,期间还会伴随一些被害妄想症(指患者往往处于恐惧状态而胡乱推理和判断,思维发生障碍,坚信自己受到迫害或伤害,病人往往会变得极度谨慎和处处防备,还时常将相关的人纳入自己妄想的世界中),情绪和行为以及多种精神问题。

这个过程可能长达十几年,不在其中的人无法想象那是怎样的一种感受。当前,中国的阿尔茨海默病患者约千万,庞大数字背后,是个体家庭的困境,也是巨大的社会照护成本。对于很多阿尔茨海默病患者家庭来说,他们承受的不仅仅是精神上的打击,还要面临更现实的照护重担。

2019年9月,国家卫健委公布《阿尔茨海默病预防与干预核心信息》,其中明确提出患者和家人应知晓该病早期迹象,并积极预防干预。这里提到的迹象包括:经常忘记刚刚发生的事情;完成原本熟悉的事务变得困难;对所处的时间、地点判断混乱;说话交谈、书写阅读变困难;原本外向性格变得不爱社交,对以往爱好的事情失去兴趣;性格或行为出现变化,等等。

2020年初,国内首个《阿尔茨海默病患者家庭生存状况调研报告》发布。调查显示,超八成照护者不得不一直看护患者,超六成照护者心理压力巨大。照护能力不足、照护资源匮乏、治疗服务单一成为患者家庭面临的三大困境。

目前针对阿尔茨海默病的临床治疗方法非常有限,因此早发现早干预(最好在发展为阿尔茨海默病之前就及时干预)是非常有必要的。

(一)发病原因

阿尔茨海默病的病因复杂,常见的非遗传原因列举如下。

1.自噬功能障碍

大脑中β-淀粉样蛋白斑块和细胞内的tau蛋白聚集体是阿尔茨海默病的典型特点。淀粉样蛋白错误折叠，加上自噬功能障碍，会导致神经元功能障碍甚至死亡。

2.线粒体功能障碍

线粒体是细胞的发动机。当线粒体功能出现障碍的时候，会直接影响细胞功能。大脑作为人体耗能最高的器官，线粒体功能障碍对其影响更大。

3.葡萄糖代谢异常

研究发现，在阿尔茨海默病被确诊前15年，大脑的葡萄糖代谢就已经表现出异常。葡萄糖作为大脑的主要能量来源，其代谢异常必然会引发一系列的神经细胞功能问题。因此如果发现有葡萄糖代谢问题，如高血糖、胰岛素抵抗等应该及时干预，这样将大大降低阿尔茨海默病的发生概率。

4.氧化应激

氧化应激是由于自由基过度产生和(或)得不到及时清除，导致细胞和组织受损。氧化应激是导致很多慢性疾病的一个根本原因。在神经退行性疾病中发现神经组织的氧化损伤。阿尔茨海默病最早受影响的脑区——海马对氧化损伤特别敏感。

5.营养素缺乏

维生素B族、维生素D等各种营养素的缺乏会导致认知功能下降,阿尔茨海默病的风险增加。

(二)干预方案

临床诊断为阿尔茨海默病之后,会建议药物治疗。常用的药物为乙酰胆碱酯酶抑制剂与美金刚。药物治疗只能暂时延缓疾病的发展,短时间内改善症状。

不过美国的戴尔·布来得森(Dr. Dale Bredesen)医生经过多年研究提出了新的理论,并通过临床实验验证了他的观点。他写的 *The End of Alzheimer's* 一书,一上市就马上占据美国各大畅销书排行榜之首。该书以科学研究和临床效果为基础,通过调整生活方式,规范代谢平衡,预防和逆转阿尔茨海默病和认知衰退。布来得森医生指出阿尔茨海默病的发生可能与导致大脑衰退的36种代谢因素有关,例如微量营养物质的缺乏、内分泌紊乱、睡眠障碍等。布来得森医生融合西医、中医和印度医学的智慧,提供了一个有实验支持的、切实可行的综合干预原则。根据这个原则,医生可以根据患者的具体情况制订个性化的治疗计划,例如调整生活方式、服用维生素B_{12}、改善口腔卫生等。治疗过程中可以让那些影响因素重新达到平衡,从而控制病情。临床试验结果令人印象深刻。第一批接受治疗的10位病人当中,有9位在3~6个月内,出现明显的改善,有的甚至重新回到工作岗位。仅有的1位没有改善的是已经处于阿尔茨海默病晚期的患者。此后又有两篇临床试验结果发表。数百名患者得到了改善,有的甚至完全逆转。

布来得森医生方案的有效性毋庸置疑,但是在实际执行时却对主治医生提出了比较高的要求。因为方案中涉及功能医学检测、食疗、膳食补充剂、排毒以及压力管理等多个方面,如果没有相应的知识与经验,很难准确地执行布来得森医生的方案。

为了简化这个方案,同时尽可能帮助到阿尔茨海默病患者,建议使用FMD饮食来有效地预防或者尝试在早期逆转阿尔茨海默病。

(三)FMD饮食相关研究

FMD饮食是一种热量限制、低蛋白质的循环饮食法。FMD饮食可以诱导人体进入酮体功能模式,提高代谢灵活性和胰岛素敏感性,降低炎症,启动自噬,及时清理错误折叠的蛋白质,促进功能不良的线粒体和细胞凋亡,促进脑细胞再生,恢复大脑功能。

2015年的一项研究使用23个月的小鼠(年老)为试验对象,发现FMD饮食可以改善小鼠的运动协调、平衡能力以及学习能力,增强认知功能,促进海马神经元再生。

临床试验表明,FMD饮食在健康受试者中是安全且耐受良好的,即使是65岁以上的受试者。这些试验表明,FMD饮食可以降低衰老相关疾病的风险,包括阿尔茨海默病、糖尿病等。三个月的FMD饮食周期可降低多种衰老风险因素,包括降低血糖水平、循环 IGF-1 水平、C 反应蛋白水平(炎症标志物)和增加血清酮体等。

隆戈博士设计的由 120 名轻微认知障碍或早期阿尔茨海默病患者参与的临床试验正在进行中，实验目的是确定 FMD饮食是否具有与动物实验相同的神经保护和再生作用。

二、帕金森病

帕金森病(PD)又名震颤麻痹，是一种常见的中老年人神经系统变性疾病。主要病变在黑质和纹状体。震颤、肌强直及运动减少是本病的主要临床特征。

帕金森病并非单一因素所致。遗传因素可使患病易感性增加，但只有在环境因素及年龄老化的共同作用下，通过氧化应激。线粒体功能衰竭及其他因素等机制才导致黑质多巴胺能神经元大量变性并导致发病。

临床的常规治疗主要是药物治疗。药物治疗原理是恢复纹状体DA和ACH两大递质系统的平衡，但药物不能阻止病情发展，需终身服用，而且还容易出现耐药性。近年出现自体肾上腺髓质及异体胚胎中脑黑质细胞移植到纹状体的成功例子，可以纠正多巴胺递质缺乏，改善运动症状。康复治疗作为辅助手段对改善症状可起到一定作用，但执行难度大，需要长期坚持，效果有限。

FMD饮食与帕金森病

2019 年 7 月发表的一篇动物研究文章指出，连续 3 个 FMD

饮食循环之后,帕金森小鼠的运动功能增强,黑质多巴胺能神经元的丢失减少,FMD饮食可在一定程度上阻断PD进一步发展。另外,FMD饮食可提高脑源性神经生长因子BDNF的水平,减少胶质细胞数量,减少神经炎症相关的TNF-α和IL-1β细胞因子的释放,增加肠道有益菌数量。

三、总结

对于神经退行性疾病来说,药物作用有限。动物研究发现FMD饮食有可能提高代谢灵活性,降低炎症,启动自噬,及时清理异常折叠的蛋白质和功能不良的线粒体,促进神经细胞再生,恢复大脑功能。

临床试验则证实了FMD饮食可能对增强胰岛素敏感性,改善葡萄糖代谢,避免大脑因为能量供给不足发生功能障碍等有一定的辅助作用。另外,FMD饮食对降低氧化应激,提高代谢灵活性,也有一定作用。如果在两次FMD饮食之间采用低碳或者生酮饮食,效果可能更为理想。作为一种有效的饮食干预方法,FMD饮食还具备简单、易操作、安全的优点。

PART 3

第三部分
FMD 饮食实操

FMD PRACTICE

第十二章　FMD饮食食谱设计

FMD饮食是一种能量限制、低蛋白质的循环饮食法。每一次FMD饮食需要连续执行5天。通过限制热量与三大营养素供能比,诱导身体进入特定的状态。

第1天:身体慢慢过渡到禁食状态。

第2天:身体进入燃脂模式,产生酮体。

第3天:自噬启动。

第4天:细胞再生。

第5天:细胞再生继续。

食谱设计的基本原则如下。

严格控制总热量:第1天可以是1000 kcal(体格高大的人可以是1100 kcal),第2天到第5天则降到700 kcal左右。

三大营养素比例:蛋白质控制在9%,碳水化合物控制在40%~50%,脂肪控制在41%~51%。

以蔬菜作为蛋白来源,使用植物油作为脂肪来源。

可一日多餐,也可一日两餐。完全根据个人的情况制订饮食次数。

一、设计模板

（一）计算方法

在设计食谱的时候，以总能量设计值 700 kcal 为标准，总碳水占比 40%，热量为 700×40%=280(kcal)，折算成碳水化合物质量为 280÷4(1 g 碳水化合物产生 4 kcal 热量)=70(g)。相当于每天的碳水化合物最大摄入量为 70g。同理可得每天蛋白质和脂肪的最大摄入量，即总蛋白不要超过 15.75g，总脂肪不要超过 40g。

（二）食材选择

在选择蔬菜的时候，可以选择那些碳水化合物相对较高／蛋白质比较低的食材，比如南瓜、胡萝卜、芹菜等，这样可以在满足低蛋白的条件下增加食物的量。

对于有食物不耐受问题的，注意在选择食材时避开不耐受食物。

食材确定后，建议使用 Excel 把所需食材的蛋白质、脂肪、碳水化合物和热量制成表格，方便下一步设计食谱用。

表 12-1　食物营养成分表

100克	蛋白质（克）	脂肪（克）	碳水化合物（克）	热量（千卡）
南瓜	0.7	0.1	5.3	23
胡萝卜	1.5	0.2	4.6	24
卷心菜	3.5	0.6	3.7	27
西兰花	2.1	0.2	3.4	26
丝瓜	1.3	0.2	4	20

100克	蛋白质（克）	脂肪（克）	碳水化合物（克）	热量（千卡）
甜椒	1	0.2	3.8	18
油菜	1.3	0.5	2	14
大白菜	1.6	0.2	3.4	20
西芹	0.6	0.1	4.8	17

（三）烹饪方法

确定食谱后可以把当天的所有食材都称量出来，然后根据自己的喜好和习惯来搭配烹饪。

但是需要注意的是，像南瓜和胡萝卜等口感比较甜、碳水化合物含量比较高的食材，如果蒸熟吃，升糖指数相对较高，而且很容易咀嚼，吃两口就完了，饱腹感差，因此建议切丝炒着吃，这样既可以满足饱腹感，又可以避免血糖快速升高。

烹饪方式上可以选择热炒或者凉拌。如果是热炒可以选择优质的椰子油，如果是凉拌可以选择亚麻籽油或者橄榄油。

（四）参考食谱

FMD食谱的设计可分为两个部分：第一天和其余四天两个部分。

第一天的食谱设计的原则是：总热量为1100千卡，其中10%热量来自蛋白质，56%来自脂肪，34%来自碳水化合物。

其余四天的食谱设计原则相同：总热量725千卡，其中9%热量来自蛋白质，44%来自脂肪，47%来自碳水化合物。

只要符合以上原则,食谱的设计可以根据个人情况做到个性化、精准化。

表12-2列出的食谱是按照第一天FMD食谱原则设计的。总热量为1062千卡,其中9%的热量来自蛋白质,56%来自脂肪,35%来自碳水化合物。FMD虽然限制了热量摄入,但如表所示,实际摄入的食物量其实很大(蔬菜量高达1800克(3.6斤)),因此一般不会出现很饿的情况。

表 12-2　FMD 食谱设计样本

第一天	蛋白质(克)	脂肪(克)	碳水化合物(克)	重量(克)
南瓜	2.8	0.4	21.2	400
胡萝卜	4	0.8	32.4	400
卷心菜	6	0.8	18.4	400
大白菜	4.8	0.6	10.2	300
油菜	3.9	1.5	6	300
香菇	2.2	0.3	5.2	100
椰子油		60		60
鸭肝	4.5	1.2	0.4	20
总量（克）	23.7	65.9	93.4	
热量（千卡）	94.8	593.1	373.6	
供能比	9%	56%	35%	

二、具体建议

(一)FMD开始前

FMD开始前进行全面评估可以让操作更个性化,效果也更好。

1.确定是否在使用药物

同样是糖尿病,患病时间、疾病史不一样;每个人的药物治疗方式不一样,有的没吃药,有的药物和胰岛素同时用上;也有患有高血压、高血脂的。这些个体差异,都会影响体验前的食谱制订和具体的建议。

如果没有吃药,在体验期间血压、血糖都会降低,降得比较平稳;如果在吃药,会考虑在哪个时间节点建议患者减药,否则很容易出现低血糖、低血压症状,一定要区别开来慎重对待。建议正在服用药物的患者及时监测血糖血压,并且在医生监督指导下进行药物剂量的调整。

2.评估饭量大小

FMD饮食毕竟是热量限制饮食,第1天1100 kcal热量,第2天到第5天是700 kcal的热量。多数人的每日热量摄入在2000～2500 kcal。热量摄入的降低不仅会导致不习惯,而且会觉得饿。饭量大的人感受可能更深刻。因此对于饭量大的朋友来说,在体验FMD饮食之前,建议先做2天过渡饮食。先改变饮食习惯(例如细嚼慢咽),然后再减少碳水化合物摄入量。

3.胖与瘦

FMD有助于减重,因此对于超重的人来说,FMD可以说一举多得。但对于比较瘦的人来说,可能会担心自己更瘦了,对身体不好。因此应提前评估身体状况，确定是否适合FMD。如果适合但是有顾虑的，可以说明原理。实际状况是FMD可以从根本上恢复肠道功能，对于因为消化吸收功能不好而无法增重的人是有很好帮助的。

4.工作安排

FMD会让身体代谢转入酮体利用模式，启动自噬，促进再生。在这期间，身体会发生比较大的变化，为了保证效果，减少身体的不适反应，决定开始前一定要安排好工作，认认真真地执行，不仅在饮食上严格要求，还要在心理上做好准备。因为压力、情绪对甲状腺功能、血糖、血压乃至整个身体来说影响很大。

不要匆匆忙忙地开始，不要在没有准备好和工作压力本来很大的情况下，随随便便开始做不熟悉的食疗。这样效果会大打折扣，甚至有的人会半途而废，更加焦虑。这样就得不偿失了。

5.是否做过其他食疗

如果之前没有做过食疗，则在指导具体操作时要注意细节，而不能只是给个食谱。

如果做过或者正在做某种食疗，则首先确定两种食疗间是否可以结合，又该如何结合。

6.是否有体检数据

在开始前最好做一个全面的体检，了解自己的血糖、血脂、血压、尿酸、CRP等具体指标。这样通过干预前后数据的比较，不仅可以直观地看到FMD饮食的作用，而且对于自己身体的状况也有更为准确的认知。

评估之后,一定是先确定目标,比如体验的目的和诉求是什么,想达到什么样的体验效果,以及想在多长时间内达到预期效果等。

确定完目标之后设计相应的策略,确定实施的细节。例如,目标是用3个月的时间恢复胰岛功能,摆脱困扰多年的糖尿病。如果已经在使用胰岛素而非降糖药,而且C肽水平偏低的话,那3个月的时间可能太短。如果意愿很强烈,则可以根据整体健康状况,了解导致胰岛功能障碍的主要原因,在两次FMD之间采用SCD或者GFCF饮食,并加入压力管理、运动等其他干预方法。如果是典型的胰岛素抵抗,则3个月时间应该可以实现诉求,对在FMD~FMD之间采用的饮食可以宽松一些,控制碳水化合物的摄入量即可。

(二)FMD饮食期间

1.FMD饮食第1天

早餐与前一天晚餐间隔最好大于12小时。也就是说,如果前一天晚餐时间是7点,则早餐时间建议在7点之后。

如果是上班族,可以早上把早餐和午餐一起准备好。简单的做法是把所有的食材中取出2/3烹饪好即可。

如果原来日常摄入的碳水化合物高,或者吃饭狼吞虎咽比较快的,可以一日多餐。

吃饭时记得采用正念饮食法，专心吃饭，细嚼慢咽。这样不仅有助于消化，而且可以减少饥饿感。

如果平时胃口不好的，本来就不饿的，可以少吃。每天的热量限制是上限，不是下限，因此可以少吃，不要多吃。倾听身体的声音，如果不饿就不吃。

保障饮水量：2000ml／d，不要脱水。

使用降糖药或者降压药的，一定随时监测血糖和血压值，及时调整药物剂量，避免出现低血糖或者低血压。

建议食谱如下，请参考表12-3。

表12-3　FMD饮食第1天食谱样本

第1天（肉食伙伴的选择）		第1天（素食伙伴的选择）	
食谱1（一天的量）		食谱2（一天的量）	
食材	克重	食材	克重
南瓜（去皮去籽）	300 g	胡萝卜	300 g
鸡肉（里脊肉）	30 g	南瓜（去皮去籽）	400 g
圆白菜（卷心菜）	400 g	西蓝花	150 g
冬瓜（去皮去籽）	500 g	圆白菜（卷心菜）	400 g
白菜花（花椰菜）	300 g	白菜花（花椰菜）	200 g
椰子油+亚麻籽油	50 g	椰子油+亚麻籽油	50 g

2.FMD饮食第2天～第5天

日常碳水化合物摄入比较多的人(如主食吃得多)在FMD饮食开始两天可能会出现疲乏无力，总是觉得饿的情况。除了上面的建议外，可以在吃饭前喝点柠檬水或者苹果醋。多数人从第3天开始感受到身体的明显变化——睡眠变好(入睡快了，睡的深了)，肠道变好(大便正常了)，眼睛变得明亮了，头脑越来越清晰。

空腹血糖越来越稳定，使用降糖药的一般在第3天因为血糖稳定可以停药。有的血压也控制的很好，可以减量或者停用。

建议食谱如下，请参考(表12-4、表12-5、表12-6、表12-7)。

表 12-4　FMD 饮食第 2 天食谱样本

第2天			
食谱1（一天的量）		食谱2（一天的量）	
食材	克重	食材	克重
西葫芦（去皮去籽）	200 g	油菜（上海青）	300 g
白菜花（花椰菜）	300 g	圆白菜（卷心菜）	300 g
胡萝卜	300 g	芹菜（茎）	350 g
南瓜（去皮去籽）	300 g	南瓜（去皮去籽）	300 g
椰子油+亚麻籽油	30 g	椰子油+亚麻籽油	30 g

表 12-5　FMD 饮食第 3 天食谱样本

第3天			
食谱1（一天的量）		食谱2（一天的量）	
食材	克重	食材	克重
白菜花（花椰菜）	300 g	冬瓜（去皮去籽）	500 g
油菜（上海青）	300 g	芹菜（茎）	400 g
圆白菜（卷心菜）	200 g	西葫芦（去皮去籽）	300 g
胡萝卜	300 g	油菜（上海青）	350 g
椰子油+亚麻籽油	30 g	椰子油+亚麻籽油	30 g

表 12-6　FMD 饮食第 4 天食谱样本

第4天			
食谱1（一天的量）		食谱2（一天的量）	
食材	克重	食材	克重
油菜（上海青）	160 g	南瓜（去皮去籽）	300 g
四季豆（豆角）	200 g	胡萝卜	300 g
冬瓜（去皮去籽）	400 g	圆白菜	200 g
圆白菜	400 g	芹菜（茎）	300 g
椰子油+亚麻籽油	30 g	椰子油+亚麻籽油	30 g

表 12-7　FMD 饮食第 5 天食谱样本

第5天			
食谱1（一天的量）		食谱2（一天的量）	
食材	克重	食材	克重
白菜花（花椰菜）	160 g	胡萝卜	300 g
胡萝卜	300 g	四季豆（豆角）	300 g
圆白菜（卷心菜）	300 g	芹菜（茎）	400 g
四季豆（豆角）	200 g	圆白菜（卷心菜）	400 g
椰子油+亚麻籽油	30 g	椰子油+亚麻籽油	30 g

3.药物使用原则

在FMD饮食5天时间里，身体每天都在发生变化。对于使用药物的患者来说，永远安全第一不要随意停药。在FMD饮食期间一定要实时监测血压、血糖等指标变化情况，及时与医生充分沟通，根据实际数据调整药物使用剂量或者决定是否停药。

4.膳食补充剂

如果正在服用膳食补充剂，FMD饮食期间能否继续使用呢？

其实FMD饮食的指导原则一是热量限制，二是蛋白质限制。建议阅读膳食补充剂的营养成分表以及辅料表，如果服用的膳食补充剂是微量元素的话，则只需要看一下热量为多少，在设计食谱时从总热量中去除即可。如果热量值低于10千卡，则可忽略不计。如果服用的膳食补充剂为蛋白粉或者脂肪/碳水化合物比较高的，则建议在FMD期间停用。

（三）FMD饮食之后

FMD饮食期间的饮食很重要，要严格按照食谱执行，确保效果。但FMD饮食之后尤其是FMD饮食之后第1天过渡饮食同样重要。

FMD饮食后第1天不要直接恢复原来饮食模式，而是应该在第5天食谱的基础上慢慢地增加鸡汤或者骨头汤，慢慢增加食物热量和蛋白质的量。

FMD饮食只需要5天，理论上两次FMD饮食之间可以正常饮食。但如果希望更快速地实现自己的健康目标，则可以根据具体目标来设计FMD饮食期间的饮食原则。具体建议如下。

（1）如果想要疗愈肠道的，建议采用SCD特殊碳水化合物饮食。

（2）如果想要优化大脑提高认知功能的，建议采用生酮饮食。

（3）如果有自身免疫性疾病，建议采用GFCF无麸质无酪蛋白饮食。

（4）如果想要逆转糖尿病的，建议每日碳水化合物摄入量控制在总热量的40%左右，以蔬菜为主。

1.SCD饮食

SCD特殊碳水化合物饮食是最佳肠道疗愈饮食，可以降低肠道炎症,改善各种肠道不适症状,修复肠道。但SCD饮食与日常饮食习惯差异较大,在执行时也比FMD饮食有挑战。

SCD饮食不限制热量与蛋白质摄入量,但是对于食材和烹饪方式要求非常高,是完全不同的一种饮食方式。

对于肠道问题严重、想要快速修复的,建议采用FMD饮食+SCD的形式,连续执行3个月。

2.生酮饮食

生酮饮食(ketogenic diet)早在1921年就用于难治性癫痫的治疗。生酮饮食对于神经系统功能障碍是一种非常有效的饮食干预方法,近些年其应用进一步扩展到代谢类疾病和癌症的辅助治疗上。但因为生酮饮食属于高脂肪低碳水饮食,对于很多未曾做过食疗的人来说执行起来难度很大,而且容易出现酮流感反应。不过在执行了5天FMD饮食之后再进行生酮饮食,难度则会大大降低。对于想要优化大脑、改善脑功能障碍的,建议采用FMD饮食+生酮饮食。

3.GFCF饮食

GFCF饮食(gluten-free casein free diet),即无麸质无酪蛋白饮食。麸质(gluten)俗称面筋,是小麦、大麦和黑麦里常见的一种蛋白质。酪蛋白(casein)是乳制品中的一类蛋白质。

研究发现,麸质、酪蛋白不耐受出现在很多慢性疾病人群中。麸质、酪蛋白甚至被称为食物鸦片,不仅会增加肠道炎症,造成肠漏，而且对大脑也会造成直接的负面影响，导致精神神经类疾病的发生。麸质、酪蛋白还与自身免疫性疾病的发生有一定的关联性。因此无麸质无酪蛋白质饮食有助于降低炎症，对肠道-大脑相关问题以及自身免疫性疾病也会有不错的改善作用。

无麸质无酪蛋白饮食比SCD和生酮饮食操作起来简单，结合FMD饮食使用，有助于身体更快速地恢复健康。

4.正常饮食

如果无法执行以上三种食疗，那可以在FMD饮食之后恢复到之前的正常饮食。但一定记得要尽量慢慢地过渡，逐步增加热量和蛋白质的量。

三、常见问题

下面汇总了在FMD学习与实操过程中常见的一些问题。

(1)FMD是什么？

答：FMD是Fasting Mimicking Diet 三个英文单词的首字母的缩写，中文译为模拟禁食饮食，是一种低热量、低蛋白的循环饮食。

(2)与其他食疗相比，FMD的优势是什么？

答：FMD的优势是高效易执行。只需要5天就可显著改善胰岛素敏感性、降糖、减重、减脂。与其他食疗相比，FMD与传统饮食习惯差异不大,而且只需坚持5天,因此非常容易执行。

(3)什么人最适合做FMD?

答:超重、代谢异常(有胰岛素抵抗、代谢综合征、糖尿病前期、三高)的人最适合做FMD。

(4)FMD为什么只需要做5天?

答:因为5天是能够达到FMD改变人体代谢灵活性,增强自噬,促进细胞再生作用最短的时间。一个好的方法是否能够快速推广,普惠大众,除了这个方法的有效性要有保障之外,还需要这个方法足够简单易执行。FMD作为一种食疗方法,与人们的日常饮食习惯不同,因此时间越短,执行难度越低,推广越容易。

(5)FMD为何被称为革命性的饮食?

答:FMD之所以被称为革命性的饮食,主要有两个原因:①FMD能促进细胞再生。2017年隆戈教授的团队发表的研究文章指出,FMD可以促进胰腺内分泌胰岛素的细胞再生,从根本上逆转糖尿病。这是其他食疗或者营养学干预方法无法或者难以做到的。②在代谢相关疾病的生活干预方式中,FMD更快,更容易执行,只需要5天就可以显著提高胰岛素敏感性。

(6)FMD与生酮饮食的区别是什么?

答:生酮饮食是极低碳水高脂肪饮食,最早用于癫痫的治疗,适用人群范围窄,执行起来难度大。虽然近年来生酮饮食也被用于减重、代谢类疾病的干预,但是在达到同样效果的情况下,FMD不仅执行难度大大降低,而且适用人群范围更广。

(7)FMD与低碳饮食的区别是什么?

答:低碳饮食是指低碳水化合物饮食。中国成立了低碳医学联盟,推动了低碳饮食在中国的应用——从糖尿病到多种代谢类疾病。FMD与低碳饮食相比,历史短得多,但是FMD更高效,只需5天就可达到低碳饮食需要1个月甚至更久才能实现的效果。更重要的是,FMD可以增强自噬、促进细胞再生,从根本上改变功能性障碍,因此也不容易出现低碳饮食复食后常出现的反弹问题。

(8)FMD是模拟禁食饮食,和禁食的主要区别是什么?

答:禁食的形式很多,有严格的清水禁食,也有蔬果汁禁食,还有各种轻断食。但普遍来说,禁食对身体的挑战很大,对上班族来说更是如此。而FMD模拟禁食饮食则是基于对禁食相关的生物学过程的理解而设计出来的更容易执行、可以获得同样的禁食益处的一种食疗方法。FMD与禁食的主要区别就在于更容易执行、效果更明确、适用人群范围更广。

(9)FMD要限制热量,是不是吃得少,会饿肚子?

答:FMD虽然限制了热量摄入,但是做过FMD的人都知道,FMD期间摄入的食材以低热量的蔬菜为主,因此食材量很大,不仅不会饿,还可能会吃不完。

(10)FMD是纯素饮食吗？

答：FMD不是纯素饮食，但因为FMD限定了蛋白的摄入，因此在5天FMD期间，为了兼顾总热量、三大营养素供能比与饱腹感，我们提供的标准食谱是纯素设计。FMD并不是不允许吃动物蛋白，只要符合设计原则，可以在食谱中使用肉蛋奶。

(11)FMD可以缓解2型糖尿病吗？

答：2021年美国糖尿病协会发布"缓解2型糖尿病的定义和解释"共识报告，建议将停用降糖药物至少3个月后，HbA1c<6.5%作为2型糖尿病的诊断标准。根据目前我们已经完成的案例，三次FMD的确可以在停药3个月后，将HbA1c降至6.5%以下，因此FMD可以缓解2型糖尿病。以一位8年的老糖友为例，在经过三个月的FMD干预后，在没有用任何降糖药的情况下，空腹血糖为4.07 mmol/L，餐后两小时血糖为5.18 mmol/L，糖化血红蛋白也从6.6%降至4.8%，三个关键指标都恢复到正常。

(12)FMD可以逆转2型糖尿病吗？

答：因为目前没有关于2型糖尿病的共识，因此回答这个问题之前要先确认逆转的标准。根据2019年发表在《营养素》杂志上的"Reversing Type 2 Diabetes: A Narrative Review of the Evidence"和2021年发表在《临床糖尿病内分泌》杂志上的"Type 2 diabetes reversal with digital twin technology-enabled precision nutrition and staging of reversal: a retrospective cohort study"。糖尿病的逆转可以定义为：在不使用糖尿病药物的情况下血糖和糖化血红蛋白保持正常。按照这样的定义，FMD的确可以逆转2型糖尿病。

(13)FMD对1型糖尿病有效吗？

答：1型糖尿病是自身免疫性疾病，是因为胰岛β细胞受损导致的胰岛素分泌不足引起的。1型糖尿病目前的治疗方案主要是胰岛素治疗。近些年干细胞治疗也日益引起关注，但离实际应用还需要一段时间。动物实验结果证实FMD可以促进1型糖尿病小鼠的胰岛β细胞再生，恢复胰岛素的正常分泌，而且FMD还可以重启免疫系统，减少免疫系统对胰腺的攻击，因此理论上FMD对1型糖尿病来说有双重作用。如果您罹患1型糖尿病，不想终身依赖胰岛素治疗，不妨尝试一下FMD。

(14)FMD对1.5型糖尿病有效吗？

答：1.5型糖尿病又被称为LADA(Latent autoimmune diabetes in adults)，中文翻译为成人隐匿性自身免疫糖尿病。1.5型糖尿病的发病机制与1型糖尿病相似，亦为自身免疫性疾病。但它的起病具有隐匿、迟发的特点，其胰岛β细胞所受免疫损害呈缓慢进展，发病初期口服降糖药治疗有效，不需使用胰岛素，开始表现为2型糖尿病的特点，之后β细胞功能逐渐衰竭，最终需要胰岛素治疗。FMD对于1.5型糖尿病同样有效。

(15)我罹患2型糖尿病已经10年了，一直在服用降糖药，可以通过FMD改善吗？

答：当然可以。FMD可以快速有效地降低血糖，因此很多糖友在开始执行FMD后，短短的2天就开始减药甚至停药，5天后，胰岛素敏感性明显提高。如果您能够坚持每个月做一次FMD(5天/次)，三个月后您的糖尿病很有可能得到逆转。

(16)我罹患2型糖尿病20年了，现在依靠胰岛素治疗，还有可能通过FMD改善吗？

答：2型糖尿病患者如果胰岛素分泌不足，医生通常会建议使用胰岛素治疗。要改善这种状况，需要增加内源性胰岛素的分泌。2017年发表在《细胞》杂志上的一项研究结果证实，FMD可以通过促进胰岛β细胞再生，恢复胰岛素分泌能力来逆转糖尿病。因此，如果您罹患的是胰岛素依赖的糖尿病，也可以通过FMD改善。

(17)我是新诊断的糖尿病，医生建议先进行生活方式干预，不知具体应该怎么做？

答：生活方式干预是指从饮食、运动、压力等多方面进行综合性的干预。鉴于综合干预的方案制定与执行比单一干预来得复杂，我们建议从单一干预开始。您可以改变饮食，也可以开始运动，但根据我们的经验，对于新诊断的糖尿病患者来说，FMD见效快，操作简单，应该作为首选干预方案。

(18)FMD做多久才能停降糖药?

答:首先明确一点,停药不是以FMD做多久为依据,而是应该以血糖数值为依据。服用降糖药是为了控制血糖在正常范围,那如果您的血糖已经在正常范围了,那自然就不必继续使用降糖药了。在进行FMD或者其他降糖干预时,一定要及时监测血糖,调整用药量。

(19)FMD在改善糖尿病方面真的那么有效吗?

答:要回答这个问题首先应该明确有效性的评估标准。您认为怎样才算是有效?我们认为评估标准可分为三类:①基本标准应该是空腹血糖和餐后两小时血糖降低;②量化标准应该是除空腹血糖和餐后两小时血糖外,加上HOMA-IR(胰岛素抵抗指数);③缓解或者逆转的标准应该是在不使用降糖药的情况下,空腹血糖、餐后两小时血糖和糖化血红蛋白都在正常范围内。根据这三个标准,FMD不仅可在5天内快速改善糖尿病(基本标准+量化标准),而且能有效缓解甚至逆转糖尿病。

(20)妊娠期糖尿病可以用FMD吗?

答:FMD是一种科学有效、安全的食疗方法。妊娠期糖尿病可以通过FMD进行干预。而且与其他方法相比,FMD可能操作起来更为简单。

(21)FMD会造成低血糖吗?

答:FMD不会造成低血糖。但如果您在服用降糖药,FMD

期间血糖下降时没有及时监测血糖，也没有及时调整药物使用剂量，则有可能导致低血糖。

(22)我属于糖尿病前期，不知道FMD可以达到什么样的效果？

答：FMD可以有效逆转糖尿病前期。您可以通过数据直接看到自己的改变。建议做FMD前后进行空腹血糖、餐后两小时血糖或者糖化血红蛋白的检测，看一下自己是否经过3个月三轮FMD就可以将这些指标降至正常范围，逆转糖尿病前期。

(23)医生说我有代谢综合征，让我调整饮食，不知道FMD能达到什么效果？

答：代谢综合征表现多样，但是多数人都有明显的胰岛素抵抗问题，因此您可以使用HOMA-IR作为量化评估标准。根据我们的经验，FMD通常在5天内就可以显著改善胰岛素抵抗，降低HOMA-IR值，是代谢综合征的有效干预手段，也是见效快、操作简单的一种方法。

(24)FMD对脂肪肝有效吗？

答：FMD对脂肪肝有效，对非酒精性脂肪肝效果更明显。您可以通过HOMA-IR来评估肝胰岛素抵抗的情况，在干预前后检测空腹血糖、空腹胰岛素来计算HOMA-IR，进而量化评估FMD的效果。

(25)FMD对多囊卵巢综合征有效吗？

答：多囊卵巢综合征(PCOS)是一种激素失调病，常见于正值生育年龄的女性。其中约70%有胰岛素抵抗的问题。对于这部分女性来说，我们建议应该将FMD作为首选非药物干预方案。5天的FMD就可以有效改善胰岛素抵抗，3个月FMD可使胰岛素敏感性平均提高50%左右，超重、月经不调、痤疮等问题都得到相应的改善。

(26)FMD可以改善高血压吗？

答：高血压的发生与多种因素有关，如果是与胰岛素抵抗有关的高血压，FMD效果非常明显，通常在5天FMD期间血压就有明显的改善，可以顺利减药或者停药。如果是与压力有关的高血压，FMD的效果则比较有限，建议采用压力管理的方法调理血压。

(27) 与其他食疗相比，FMD在减重方面有什么优势？

答：①FMD减重快：按照要求执行5天FMD，通常可以减重4～10斤；②FMD减重不减肌：FMD减重主要减的是脂肪，而非肌肉，因此减重后不容易反弹；③FMD不会降低基础代谢率：断食或者限制热量饮食容易导致基础代谢率降低，而基础代谢率降低的后果就是越减越胖，甚至可能影响甲状腺功能。因此与其他饮食干预方法相比，FMD更高效，减重不减肌，复食后也不容易反弹。

(28)如何评估FMD的减重效果？

答：最简单的评估方法就是测量体重和腰围。FMD会减重减腰围。如果您想全面了解FMD的减重效果，除了体重、腰围外，还可以使用体脂秤获得更多的数据，例如体脂率等。

(29)听说做FMD会减重，而我想增重，是不是不应该做FMD？

答：如果体重偏轻的话，应该先确定导致体重过低的原因，是消化吸收不好，还是长期热量摄入不够？如果是因为消化吸收的问题，FMD可以帮助疗愈肠道，改善消化吸收问题，实现增重的目标。而您说的FMD会减重，主要是因为FMD期间热量摄入减少，进入燃脂模式所致，因此FMD期间您也许会体重有所降低，但是1~3个月内应该体重会有所增加。

(30)FMD是做得时间越长越好吗？

答：FMD是一种循环饮食，是在5天低热量、低蛋白饮食后，再进行25天正常饮食，这样才能保证身体在修复模式与生长模式之间及时准确地切换，实现自噬清理和细胞再生的有机结合。FMD是经过严格设计的，并不是时间越长越好。

(31)FMD每个月都需要做吗？

答：执行FMD的频率取决于您的实际状况与目的。如果您身体健康，执行FMD的目的是保持健康状态，那一个季度做一次即可。如果您有代谢紊乱或者有慢性疾病，可以一个月做一次，连续做三个月。

(32) 在执行了5天FMD后恢复正常饮食是什么意思？

答：FMD是低热量(700～1100千卡/日)、低蛋白(9%～10%)饮食。在FMD期间，身体处于修复模式。而正常饮食指的是正常的热量(2000～2500千卡/日)和蛋白质(10%～20%)摄入。在正常饮食情况下，身体会进入生长模式。多数人的日常饮食就属于正常饮食，因此在执行FMD5天之后可以回到自己之前的饮食习惯即可，这也是FMD的一个好处，对饮食习惯挑战不大，容易执行，效果还相当不错。

(33) 如果想更快速地实现目标，是否可以FMD之后的25天也采用某种食疗？

答：是的。例如您想更快速地缓解或者逆转糖尿病，建议您在执行完5天的FMD之后，采用低碳饮食(碳水化合物摄入量少于150克且碳水化合物供能占总能量比小于26%)。

(34)FMD食谱中的食材可以替换吗？

答：当然可以。FMD食谱的设计只要符合热量、三大营养素供能比两个原则就可以。如果您会营养配餐的话，可以自行设计食谱。如果您不会，可以请教FMD食疗师。

(35)FMD食谱中的食材量是一天的量吗？

答：对。FMD食谱中列出的食材量是一天的量，具体如何烹饪，吃几餐，可根据实际情况进行调整。

(36)FMD期间不能吃主食吗？

答：FMD对食材没有要求，对是否吃主食，是否可以吃肉等都没有限制。只要总热量和三大营养素供能比符合要求即可。

(37)FMD期间可以吃保健品吗？

答：保健品种类很多，是否能吃主要取决于保健品的热量和其中的三大营养素含量。常见的维生素、矿物质、鱼油等没有问题，但蛋白粉之类的要注意，可以在食谱设计的时候扣除。

(38)FMD应该使用什么油？

答：FMD只限定每日脂肪供能比，但并不限定具体使用哪一种油。但如果考虑到健康益处的话，我们建议使用椰子油进行烹饪。如果您喜欢橄榄油和亚麻籽油的话，要注意出产地和氧化的问题。

(39)FMD需要使用有机食材吗？

答：FMD不需要使用有机食材。有机食材在安全性和营养价值上有一定优势，如果您有条件，可以使用有机食材，但不是必需的。

(40)食物太多，吃不完怎么办？

答：最好是开始选择食谱的时候，就估算一下自己是否能吃完。如果因为估计不准，导致没有吃完，那最好等量地减少三大营养素。

(41)吃的菜不少，还是觉得饿，怎么办？

答：可以在吃饭时加上正念饮食，细嚼慢咽，增强饱腹感。

另外，有的饥饿感不是生理性的，而是心理性的。例如有的人不论吃多少菜，如果没有吃馒头或者米饭的话，就感觉没吃饱，这种情况建议忍一下挺过去。

(42)FMD这么简单，可以直接把食谱发给有需要的朋友吗？

答：FMD看起来简单，但实际操作过程中有很多细节需要注意。如果您的朋友身体健康，情况与您类似，这样做问题不大。但如果您的朋友罹患某种疾病，甚至在吃药，那这样做是不妥当的。因为在执行FMD过程中，身体出现反应的时候她不知道该如何应对，也许会中途放弃，半途而废，更有可能做出错误判断，导致身体出现状况。

(43)执行FMD的时候胃痛腹胀怎么办？

答：这有可能是因为您本身有消化不良，胃肠道问题引起的。可以考虑替换食材，减少刺激性食物和纤维含量高的食物。可以考虑将食物打泥食用。还可以在吃饭时采用正念饮食。

(44)经期可以做FMD吗？

答：FMD是限制热量，而不是限制营养素，理论上经期可以做。但考虑到每个人的个体差异，有的女性经期反应大，很不舒服，则建议避开。

(45)什么情况下应该停止FMD饮食？

答：FMD本身比较安全，但如果在体验过程中，因为操作不当或者其他原因，导致客户身体不舒服，不想继续了，则可随时停止。

(46)FMD过程中突然出现低血糖，该怎么做？

答：如果按照要求操作，这种情况出现的可能性很低。但如果出现了，可以喝点糖水(例如用10克白糖加入温水服用)。事后把糖水的热量和碳水化合物的量从食谱中扣除即可。事先准备的话，可以选择有胡萝卜或者南瓜的食谱，将其中部分食材烤或者蒸好备用。

(47)FMD期间已经停用降糖药，但是恢复正常饮食后血糖又上升了，是否应该继续吃药还是有其他更好的办法？

答：这种情况说明该客户的正常饮食可能属于高碳水饮食。建议在5天FMD之后采用低碳饮食，而不是恢复到FMD之前的高碳水饮食，这样不仅可以避免血糖再次升高，而且有助于尽快从根本上恢复胰岛功能。

(48)FMD期间可以刮痧、拔罐和按摩身体吗？

答：通常没有问题。但如果身体本身比较虚弱，则建议在FMD之后再做。

(49)FMD前需要准备哪些东西？

答：FMD前需准备食物秤，其他的可根据需要和目标进行准备。例如想要减重的，需要准备体脂秤、皮尺(测量腹围，臀围)；想降低血糖的，需要准备血糖仪；想降低血压的则需要准备血压计。

(50)FMD期间可以喝茶或咖啡吗?

答：可以喝,但是不建议喝。因为茶和咖啡中含有咖啡因,容易造成脱水。

(51)FMD期间可以上班吗?

答：当然可以。但是如果您上班强度很大,建议提前做好调整,尽量保证FMD期间身体处于比较放松,低强度的状态。

(52)FMD期间可以运动吗?

答：FMD期间可以运动,以不感觉疲劳乏力为准。

(53)FMD后复食需要注意什么?

答：FMD后第1天复食可以使用FMD第1天的食谱,慢慢地增加热量。

《FMD饮食方式与健康管理》
特别鸣谢

本书在创作过程中，得到了多方面的支持与帮助。在此感谢张赫、王蕾、龙彦、王晓阳、朱玉群、王秋玲、陈向大、李桂珍等人为FMD饮食的本土化与推广工作所做出的贡献！